LA MÉDECINE DU FUTUR

suivi de

CARNETS

(1970-1978)

DU MÊME AUTEUR

AUX ÉDITIONS ODILE JACOB

C'est de l'homme qu'il s'agit
Espoirs et sagesse de la médecine
Le sang des poètes
Le jour où le temps s'est arrêté

AUX ÉDITIONS BUCHET-CHASTEL

Survivance
La pénicilline
État de la médecine
Grandeur et tentations de la médecine
L'homme changé par l'homme
Discours de réception à l'Académie française (avec Étienne WOLFF*)*
L'espérance ou le nouvel état de la médecine
Mon beau navire
Le sang des hommes
Le sang et l'histoire
L'enfant, le sang et l'espoir
Et l'âme ? demande Brigitte
De la biologie à l'éthique
Circonstances
Le syndrome du colonel Chabert
Rêveries d'un promeneur dans le jardin du Luxembourg

MASSON

La maladie de Hodgkin (avec P. CHEVALLIER*)*
Hématologie clinique (avec M. BESSIS*)*
Les cytopénies médicamenteuses (avec J. DAUSSET *et C.* MAGIS*)*
Hématologie géographique (avec J. RUFFIÉ*)*
Chroniques hématologiques
Abrégé d'hématologie (avec J.-P. LEVY *et B.* VARET*)*

FLAMMARION

Maladies du sang et des organes hématopoïétiques
Comment traiter les leucémies ?
Hématologie (avec J.-P. LEVY *et B.* VARET*)*
Discours de réception de Jean Hamburger à l'Académie française
La légende du sang
Bio-éthique
Les deux privilèges
Le sang
La médecine de demain

LE SEUIL

Le soi et le non soi (avec M. BESSIS *et C.* DEBRU*)*
À quoi sert la médecine ?

DOIN

Polyglobulies et leucémies provoquées par les injections intramédullaires de goudron
Intoxication par les somnifères (avec C. FLANDIN *et F.* JOLY*)*

ALCAN

Les adénopathies inguinales (avec P. CHEVALLIER*)*

SPRINGER

La rubidomycine (avec R. PAUL*, M.* BOIRON*, C.* JACQUILLAT*, R.* MARAL*)*

HERMANN

La création vagabonde (avec M. BESSIS *et J.-L.* BINET*)*

ALBIN MICHEL

Discours de réception de Michel Debré à l'Académie française

DA COSTA

Histoire illustrée de l'hématologie (avec M. BESSIS *et J.-L.* BINET*)*

ROBERT LAFFONT

Médecin dans le siècle

JEAN BERNARD
de l'Académie française

LA MÉDECINE DU FUTUR

suivi de

CARNETS
(1970-1978)

Édition préparée et présentée
par
MARTINE LECA

COLLECTION
« DOCUMENTS »
dirigée par
PIERRE DRACHLINE

le cherche midi éditeur
23, rue du Cherche-Midi, 75006 Paris

INTRODUCTION

Le professeur Jean Bernard a été médecin durant les deux tiers de ce siècle. Une médecine restée longtemps statique, réfugiée dans les dogmes, puis emportée par la technologie de pointe et l'audace des chercheurs. Jean Bernard, un témoin et un pionnier. Avec lui, la science du sang est entrée dans l'histoire, la leucémie de l'enfant a été vaincue. L'éthique, abordant le temps des apprentis sorciers, s'est fortifiée. Les hôpitaux de jour, l'hospitalisation à domicile ont soulagé le malade.

Issu d'une famille de polytechniciens et d'industriels, Jean Bernard, à l'heure du choix professionnel, regarde cependant du côté de la littérature « sœur aînée des sciences ». Mais aussi de la médecine qui relie science et humanisme. C'est la seconde qui l'emporte pour son aspect humaniste et aussi pour éviter la tour d'ivoire des écrivains. A l'origine de cette décision, peut-être la disparition de sa mère lorsque le futur professeur avait douze ans. C'est une blessure qui ne se refermera jamais et qui lui a donné l'envie de sauver les autres. Mais, n'aimant pas les limites, Jean Bernard ne voit pas pourquoi il quitterait l'écriture. Certains de ses confrères jouent du violon ou peignent. Son choix est d'être médecin pour le goût de voir le tout et non une partie.

Les études de médecine ne sont pas légères, mais faites pour bâtir une tête à chaux et à sable. L'enfance de Jean Bernard s'est déroulée dans une école communale bretonne puis au lycée de Nantes. Durant la Première Guerre mondiale, il part dans un petit bourg au sud de la Bretagne, Couëron, où son père dirige une industrie.

De retour dans la capitale, Jean Bernard entre au lycée Louis-le-Grand. Il va y côtoyer de futurs présidents. Georges Pompidou, Léopold Sédar Senghor et, capitaine d'une équipe de football du lycée, son gardien de but sera Jean-Louis Tixier-Vignancour.

Sur le chemin du lycée, il s'arrête à la librairie d'Adrienne Monnier, papesse des lettres, ronde, rose, toujours vêtue d'une longue robe grise, où le tout-littéraire se retrouve : l'auteur de *Knock*, Jules Romains, et Valery Larbaud, James Joyce, Paul Valéry, Saint-John Perse. Dans ce lieu, Jean Bernard se retrouve écrivain. Enfant, sous l'influence de Racine et Corneille, il écrivit deux tragédies. La première à neuf ans chantait les amours malheureuses d'un prince chrétien prisonnier des Maures dans le sud de l'Espagne et d'une jeune fille arabe. La seconde à douze ans avait pour thème les conflits entre les Romains et les Carthaginois pendant les guerres puniques.

En 1924, l'entrée en médecine commence avec un incontournable brevet, le PCN. Au menu, physique, chimie, sciences naturelles, biologie. Le futur professeur se brûle les mains aux travaux pratiques de chimie et retient, avec délices, les deux activités majeures, l'étude de l'escargot « heureusement hermaphrodite » et la promenade botanique. Il y fait ses débuts de conférencier « fort ennuyeux » où il disserte sur un végétal, la *Plantago medecinalis*.

Pénalisé par trois quarts de point, Jean Bernard prépare à nouveau, l'après-midi, le très difficile concours de l'internat des hôpitaux de Paris. Le matin il est l'interne provisoire de Paul Chevallier, chef de la consultation de médecine à l'hôpital Beaujon. C'est l'un des rares médecins se consacrant au sang et à ses maladies. Jean Bernard décide de se vouer à l'hématologie qui, en 1929, est une discipline ésotérique et sans avenir. Soixante ans plus tard, l'hématologie gouverne plusieurs des grandes voies de la médecine contemporaine. Inspirant les premières guérisons des cancers, les premières préventions des thromboses. Fournissant à la génétique ses principaux modèles. Jean Bernard retient de Paul Chevallier ses leçons d'anticonformisme, la manière de défaire le confort intellectuel où s'installent les dogmes, la sclérose. Avec lui, à vingt-deux ans, il rédige un livre sur la maladie de Hodgkin, un des cancers des ganglions.

En 1930, infirmier de deuxième classe, il accomplit ses dix-huit mois de service militaire. En 1939, médecin lieutenant au cœur du conflit, il devra décider de l'urgence des opérations après le combat. Faire le choix douloureux de séparer les presque morts des quasi vivants. Il a pour compagnon à l'ambulance François Aman-Jean, chirurgien et écrivain, qui, pendant la Première Guerre mondiale, avait participé aux côtés de Galtier-Boissière à la naissance du *Crapouillot*. Ensemble, ils créent un journal, *Le sang retrouvé*, où la censure se plaît à tailler dans les textes. C'est le deuxième acte d'écriture de Jean Bernard avec les critiques littéraires, en 1932, au journal *Le Soir*.

Il est l'année suivante parmi les disciples de Pasteur, dans le grand cours de l'Institut. Les maître en sont Émile Roux, Albert Calmette, Charles Nicolle, Dumas, Legroux. Grâce à eux et aux élèves qu'ils ont formés, l'Institut Pasteur est, depuis un siècle, le principal foyer de la recherche biologique et médicale en France.

Jean Bernard revient à l'écriture en 1942, lorsque, recherché par la police allemande, il doit se cloîtrer dans une chambre de campagne près d'Amboise. Alors, de janvier à juillet 1942, il rédige un roman et un *Traité des maladies du sang*. Son style est fait de clarté, d'acuité, de précision.

Il est l'un des principaux membres d'un réseau de Résistance, mais la police faisant fausse route l'arrête, en 1943, pour avoir soigné le fils d'un résistant. Il passera cent cinquante jours à Fresnes où chaque matin la porte de la cellule s'ouvrira pour son lot quotidien de condamnés. Cent cinquante jours où Jean

Bernard utilisera une résistance, celle de la poésie qui élève l'âme, malgré la vermine, la condamnation à venir. Prenant un clou dans le parquet, il gravera des vers sur les murs de la cellule 359, et il gardera en mémoire ses poèmes comme le fit Soljenitsyne au Goulag.

Le poète William Blake voyait « le monde dans un grain de sable », Jean Bernard le voit dans une goutte de sang. Il ne se serait pas contenté d'être un médecin de cabinet. La recherche aide l'homme souffrant. Jean Bernard a passé au microscope une grande partie de sa vie, « regardant les blancs et les noirs, les rouges et les bleus former ce musée imaginaire des cellules où chacun de nous va chercher ses comparaisons et son espoir ».

Depuis 1933, dans le laboratoire de l'hôpital Claude-Bernard, un hôpital-forteresse, où chaque maladie a son pavillon, un pour la rougeole, un pour la scarlatine, un pour la diphtérie, un pour l'érésipèle. Pendant trois ans, Jean Bernard exerce le matin ses fonctions d'interne, et tous les après-midi il travaille au laboratoire, réalisant ses premières recherches personnelles sur les leucémies expérimentales. Un jour de 1947, il a quarante ans, il est tard dans la nuit, penché sur son microscope, il découvre que le duel entre vie et mort s'est interrompu. La mort se détourne. C'est une rémission de leucémie. Lorsqu'il montre cette découverte, les vieux maîtres imprégnés de dogmes restent sceptiques et déclarent : « C'est vrai, ces cellules ressemblent beaucoup à des cellules leucémiques. Mais puisqu'il y a eu amélioration, rémission, il ne s'agissait certainement pas de leucémie. » Ils demeurent dans le monde obscur de la fatalité. La leucémie, comme la méningite tuberculeuse, comme l'endocardite maligne étant rangées dans les maladies fatalement incurables. Or, les leucémies sont devenues les maladies pilotes de la cancérologie.

Après la Seconde Guerre mondiale, il faut donner un regain à la recherche médicale française « moribonde, empoisonnée par la fausse éloquence, retenue captive par les préjugés, la vanité ». En 1957, Jean Bernard devient directeur de l'Institut de recherches sur les leucémies et les maladies du sang. La voie royale du sang est désormais ouverte. L'année suivante, le général de Gaulle, président du Conseil de la IVe République, réunit douze sages pour redonner vie et vigueur à la médecine. Jean Bernard est l'un des deux biologistes. A partir de cette date, les crédits augmentent afin que la recherche soit servie par les grandes imaginations de l'avenir et les sages.

Puis, Jean Bernard, jusqu'en 1965, quitte l'hôpital, le laboratoire pour d'autres continents. L'Afrique, l'Amérique du Nord et du Sud, le Japon. Des voyages destinés à développer l'hématologie par le support de l'hématologie géographique. Une science qui fait l'éloge de la diversité. Le sang, tissu privilégié, est un miroir de l'écologie. L'hématologie géographique montre que les coutumes alimentaires, les mœurs, les modes de vie se reflètent dans le sang. Elle précise que l'enchevêtrement des histoires de l'homme, de son parcours sur le globe nous range, fondamentalement, parmi les êtres universels, aux sangs mêlés, et que dans le métissage réside la force. L'hématologie étudie l'homme qui est mouvement, qui parcourt continents et océans. Le sang est à la fois le témoin et le pilote de l'Histoire. L'étude du sang ne concerne pas seulement la physiologie, la médecine, l'anthropologie, la génétique, elle éclaire l'Histoire. C'est un outil de travail qui a trois vertus principales : la précision, la profondeur, l'aptitude à apprécier le temps et l'espace.

Le début des années soixante-dix (jusqu'en 1975) est pour Jean Bernard l'époque de l'édification. Il est dans toute existence des moments où les racines se consolident, c'est le temps du point d'appui. Outre sa nomination à des académies provinciales et étrangères (Belgique, Hongrie, Serbie, Amérique latine, Australie, Maroc), le voici, en 1972, membre de l'Académie des sciences, dont il sera le président en 1983. Membre de l'Académie nationale de médecine en 1973. Membre de l'Académie française en 1975. Il succède à Marcel Pagnol dont il aimait la chaleur, la générosité et la vertu du rire. Son éloge fera écho à cette admiration : « Il a su faire rire ceux qui rentrent des champs (...), ceux qui reviennent de l'usine. Faire rire tous ceux qui mourront. Faire rire tous ceux qui ont perdu leur mère ou la perdront. Faire rire ces êtres qui ont tant de raisons de pleurer. C'est pourquoi Marcel Pagnol est un bienfaiteur. »

Jean Bernard est l'un de ces bienfaiteurs puisqu'il a créé en 1968 l'hôpital de jour qui permet de limiter la durée des hospitalisations. L'enfant vient subir un traitement une fois par semaine et, après quelques heures, rentre chez lui. Il échappe ainsi aux nuits cruelles. Jean Bernard connaît l'un des plus beaux moments de sa vie lorsqu'un enfant qui partait lui dit gaiement : « A jeudi prochain, docteur. » Suivra une autre création, l'hospitalisation à domicile, qui d'abord échoue, car les membres de la famille ne sont pas au rendez-vous pour aider le malade. Puis trouve son rebond avec l'aide des médecins et infirmiers venant trois fois par semaine soigner le malade à domicile.

Le futur de la médecine, c'est aussi le temps des apprentis sorciers. L'éthique médicale est là pour en stopper les dérives. Le premier Comité national d'éthique au monde est créé en France en 1983. Jean Bernard en sera le président durant près de dix ans. L'immortalité de l'homme ne passera pas par le clonage. Que serait l'homme, copie de soi-même, du jeu du dédoublement et autres « charlataneries » ? Pour le médecin existe avant tout le patient, homme souffrant, avide de confiance. Au-delà de la technologie de pointe, il s'agira toujours de dialogue, de palpation, d'auscultation du corps. Et l'intelligence artificielle restera au service de l'homme. D'autant que l'ordinateur ne sait pas aller du prévu à l'imprévu. Le médecin obéira à trois mots clés : dévouement, compassion, désintéressement. Une règle pour le médecin Jean Bernard : ne jamais se durcir, mais rester vivant avec mesure et passion. Raison et passion. Jamais l'indifférence, la froideur, le détachement. Le professeur va à contre-courant de la sinistrose qui marque par trop cette fin de siècle. La science échappe-t-elle à l'homme ? Alors la maîtrise lui en fera tenir les extrémités. Et en conquérant, Jean Bernard avoue : « Si j'avais vingt ans, je serais neurobiologiste. Car le cerveau est encore un point d'interrogation, un inconnu. Et l'inconnu me passionne. Explorer, mettre en lumière l'obscurité.» Ce qu'il fit pour l'hématologie naissante. La médecine peut dire que la mort est un progrès. Le professeur rappelle que les premières bactéries sont définies par trois caractères : l'uniformité, l'absence de sexe, et dans un certain sens, l'immortalité. Lorsque survient, après quelques millions d'années, la reproduction sexuée. On retrouve le duel d'Éros et de Thanatos, l'un et l'autre se complétant. Et, au final, la plénitude d'une harmonie qui gouverne l'existence...

Jean Bernard sert le devenir d'une médecine mondiale dont le but premier est de « supprimer la cruelle différence entre les habitants riches et bien soignés et ceux qui meurent par milliers d'infections, de maladies parasitaires ou simplement de faim. Là se situe le vrai combat de tout médecin ».

Après deux tiers de siècle consacrés à la médecine, le professeur s'interroge comme Saint-John Perse : « De la pensée discursive et de l'ellipse poétique, qui va plus loin et de plus loin ? Et de cette nuit originelle où tâtonnent deux aveugles nés, l'un équipé de l'outillage scientifique, l'autre assisté des seules fulgurations de l'intuition, qui donc plus tôt remonte et plus chargé de brèves phosphorescences ? »

Ce dont il est sûr, au-delà des formules intellectuelles, c'est d'avoir servi toute sa vie une seule devise, celle de Paracelse, médecin et alchimiste suisse du XVIe siècle : « La médecine est tout amour.» Un amour qui dépasse la technologie puisque c'est de l'homme qu'il s'agit avant tout. Un homme fait de chair et de sang. Un homme qui reste le premier et le grand mystère de l'univers.

Martine LECA

I

LA MÉDECINE DU FUTUR

I

LE TEMPS DES APPRENTIS SORCIERS

Le génie génétique

Lorsque a été inauguré l'hôpital Saint-Louis rénové, en mai 1996, j'ai songé à l'hôpital du XVIIe siècle. La salle était pleine de malades. Un lit recevait six patients atteints de maladies mortelles : typhus, peste, choléra. Les soins étaient donnés par des religieuses bénévoles. Les traitements étaient soustractifs : saignées, lavements, clystères. Pas de médicaments. Et il y avait ce grand couloir qui menait de l'hôpital au cimetière.

Ce même hôpital abrite aujourd'hui des laboratoires à la pointe de l'innovation en génétique, en biologie moléculaire. La médecine du siècle prochain consacrera une part importante de son activité au dépistage des maladies à forte prédisposition génétique, dont certains cancers, certains diabètes, des affections neurologiques héréditaires.

Mon ami, prix Nobel de médecine, le professeur Jean Dausset, voit se confirmer une relation qu'il envisagea dès les années soixante-dix lorsqu'il découvrit les premières associations entre le système HLA, le système qui définit le soi et certaines maladies. L'hôpital Saint-Louis est un des centres pionniers de la médecine de prédiction par la recherche fondamentale sur le génome humain. La variation des gènes au sein des populations permet de mieux comprendre l'histoire des migrations humaines.

Le génie génétique va permettre d'aborder l'ADN, support de l'hérédité. C'est pourquoi le Comité national d'éthique veille sur cette recherche. Ceci d'autant plus que la génétique sert l'eugénisme. Un mot qui vient de l'anglais *eugenics*, inventé par Francis Galton, un partisan de la race pure. L'eugénisme, selon lui, devait améliorer l'espèce dans ses caractères transmissibles aux générations suivantes. D'où les craintes de mise à l'écart des personnes ayant une mauvaise donne génétique.

L'utilité de la génétique est démontrée dans le domaine du diagnostic prénatal. Le génie génétique intervient dans les combats contre certains cancers, le sida, la mucoviscidose. Je me souviens d'une fillette ayant un gène défectueux empêchant son organisme de fabriquer l'enzyme adénosine désaminase, capable d'entraver la maladie. Depuis sa naissance, elle souffrait d'infections à répétition. Elle a reçu en perfusion ses propres globules blancs, modifiés, afin d'inclure les copies saines d'un gène défectueux dont elle avait hérité.

La thérapie génétique va combattre directement la racine du mal. En donnant l'ordre à nos cellules de fabriquer des protéines spécifiques. Car les gènes contrôlent tous les caractères physiques dont nous héritons.

Le projet est maintenant d'utiliser le corps humain pour fabriquer ses propres substances. Et pourtant, il y a quarante ans, les scientifiques qui connaissaient l'existence des gènes, les schémas de l'hérédité, ne savaient pas à quoi ressemblait un gène, comment il fonctionnait. Tout commença en 1953, avec la révélation de la structure de l'ADN, l'acide désoxyribonucléique, substance dont sont faits les gènes.

Aujourd'hui les chercheurs établissent un programme de cartographie du génome humain. Le but est de définir chaque gène humain, depuis ceux qui déterminent la couleur des yeux, jusqu'à ceux qui provoquent des maladies. Le dessin de l'ADN est précis.

Il se présente comme une double hélice spiralée composée de quatre éléments liés entre eux, appelés paires de base, qui sont disposés selon une séquence spécifique. Des millions de paires de base peuvent constituer un gène. Les chiffres sont forts. Un corps humain possède de cinquante à cent mille gènes regroupés en seulement quarante-six chromosomes. Ce sont des corpuscules en forme de chenille mesurant moins de vingt-cinq millicrons de long (soit vingt-cinq millionièmes de millimètre). Un ensemble complet de chromosomes se trouve dans le noyau de pratiquement toutes les cellules humaines. Les gènes commandent la croissance de l'organisme et sa survie. Mais le corps est tellement bien réglé qu'un mauvais arrangement dans une seule paire de base peut provoquer des désordres fatals. Ainsi, un seul gène défectueux est responsable de la mucoviscidose. Les maladies cardio-vasculaires, certains cancers et d'autres affections majeures sont provoqués par des anomalies mettant en cause deux ou trois gènes, voire davantage. Cela explique pourquoi des maladies apparemment non héréditaires se perpétuent dans certaines familles. Les gènes en cause dans ces affections confèrent seulement une prédisposition à la maladie. L'affection peut ne pas survenir. A moins qu'un facteur nocif, présent dans l'environnement, ne la déclenche. Ainsi une personne prédisposée au cancer du poumon peut ne pas en être atteinte si elle ne fume pas. Outre le cancer du poumon, des gènes responsables ont été identifiés dans les cancers du côlon et du sein, la maladie d'Alzheimer, les affections coronariennes, l'emphysème, la sclérose en plaques et le diabète. Récemment a été découvert un gène qui provoque une forme fréquente d'arriération mentale, le « syndrome de l'X fragile ».

Le clonage

Le clonage fait partie des dossiers longuement étudiés par le Comité consultatif national d'éthique. L'histoire remonte à la création de l'agnelle Dolly, premier mammifère issu de la germination d'une cellule différenciée. Cette création a ému les personnes avides d'une science-fiction incarnée. Le phénomène Dolly ouvrant la voie à toutes les spéculations futuristes. La vie de cette agnelle a commencé normalement sous la forme d'une seule cellule extraite de la glande mammaire de sa mère. Le noyau de cette cellule a été retiré et transféré dans un ovule débarrassé de l'ADN. Puis il a été cultivé et enfin implanté comme un embryon dans l'utérus d'une brebis «porteuse». Cinq mois plus tard, naissait Dolly, clone de sa mère, sans père biologique.

Mais l'homme, heureusement, ne peut être photocopié. Par respect pour l'homme. D'ailleurs si une copie était réalisée, elle n'aurait pas le cerveau de l'original.

Ce désir de copies génétiques rappelle beaucoup trop le rêve hitlérien d'une soi-disant race pure, uniforme. Le refus absolu de la différence. Le repli sur soi, avec ce souhait inhumain : se reproduire soi-même, à l'infini. Les chercheurs ont toujours tenté de remonter l'horloge biologique. L'embryologiste, Ian Wilmut, père de Dolly, a cherché un meilleur moyen d'activer le développement d'ovules contenant des gènes étrangers. Normalement, c'est le spermatozoïde qui déclenche ce développement. Dans cette expérience, ce sont les décharges électriques qui réveillent l'ovule. L'idée serait de cultiver des fœtus directement en laboratoire. Cette méthode risque d'être abusivement exploitée pour produire des copies génétiques d'êtres humains. Contrôler le destin biologique et créer des pseudo-humains, quelle perspective pour des docteurs Folamour !

Mais certains chercheurs justifient cette découverte en expliquant qu'elle permettra de tester des traitements contre les maladies ou de produire des molécules d'intérêt thérapeutique grâce à un animal cloné devenu une sorte d'usine de production. Des animaux transgéniques clonés seraient élevés pour leurs organes destinés à la transplantation sur des malades en attente de greffes. Car les hommes de science cherchent toujours de nouvelles façons de prolonger la vie et de réduire la souffrance.

Mais de telles manipulations génétiques doivent être réalisées par des êtres maîtrisant leur savoir, leur pouvoir. Nous sommes loin de l'étude sur les souris et les rats. Le chercheur est tenté de comprendre jusqu'au point alpha le mécanisme de développement de la cellule embryonnaire. Et nous avons beaucoup à apprendre de la vie intra-utérine. L'agnelle clonée a permis de comprendre qu'une cellule adulte peut être programmée et reprogrammée.

En France, un vide juridique a d'abord entouré le clonage. Puis le Comité national d'éthique a été saisi en février 1996 par le président de la République, Jacques Chirac, à propos des problèmes soulevés par le clonage de la brebis Dolly et les risques de son application à l'homme.

Cette action a eu pour résultat la condamnation du clonage humain par le Comité. Condamnation catégorique et définitive. L'Académie de médecine s'est prononcée, elle aussi, contre le clonage à visée de reproduction. L'Académie des sciences a estimé que, s'il convient de laisser une voie ouverte à ces recherches, susceptibles de trouver des applications bénéfiques, notamment dans le domaine de la santé humaine, tout clonage à visée reproductive équivaudrait à fabriquer délibérément des copies d'êtres humains et ouvrirait la porte à la dérive eugénique. Le clonage est interdit en France. Le président de la République, Jacques Chirac, l'a tout récemment rappelé lors d'une réunion internationale d'éthique, tenue à Paris. La loi sur la bioéthique sera réévaluée en 1999, puis tous les cinq ans à compter de cette date. Alors que l'Union européenne n'a pas encore donné de directives interdisant le clonage humain ou animal. Or, en 1989, le Parlement de Strasbourg avait condamné officiellement cette pratique et il invitait les États membres à l'interdire. L'Allemagne prévoit des peines allant jusqu'à cinq ans de prison pour le clonage humain.

Le texte de loi sur la bioéthique a reçu l'accord de l'Académie nationale de médecine bien que certains membres aient manifesté leur opposition, exprimé des réserves, prétexté que l'Académie n'a pas à adopter de position ontologique, et que l'interdiction ne devrait revêtir qu'un caractère provisoire subordonné à l'évolution des connaissances. Une loi est un garde-fou. Elle ne suffit pas à stopper certaines expériences. Mais si des savants peu scrupuleux voulaient mener ce type de recherches, le coût, l'exigence d'un travail en équipe représenteraient un investissement énorme. Car l'époque où Pasteur, seul dans son laboratoire, découvrait de nouveaux vaccins est révolue. Cloner des individus donneurs, même si l'objectif du chercheur est d'aider à sauver des vies humaines, est un procédé illicite. Créer de tels cobayes serait une offense à la dignité humaine, à l'ordre anthropologique, à l'harmonie de la création, à l'ordre naturel. Aux États-Unis, une femme a demandé à être clonée et a offert la dépouille de son père à des fins d'expérimentation. La loi doit mettre un terme à de telles dérives. Il est dangereux de croire possible une réincarnation génétique qui modifierait les lois de la biologie. Au niveau génétique, cela va à l'encontre de toutes les croyances actuelles en matière de biologie moléculaire. A mesure qu'un organisme se développe, ses cellules se divisent, se spécialisent par activation de certains gènes contenus dans leur noyau et désactivation des autres. Ce processus complexe met en jeu des protéines spécialisées qui manipulent l'ADN et certaines enzymes.

Si l'humanisme, l'autonomie et la dignité de l'être humain ne sont plus respectés, alors les docteurs Frankenstein et autres ne manqueront pas de se manifester. Car science et sagesse ne marchent pas du même pas. Les pouvoirs des hommes de science de notre temps sont bien plus forts que ceux des hommes de science de l'Antiquité. La philosophie n'a guère progressé depuis Platon. Les gouvernements ne sont pas toujours assez vigilants pour contrôler ce genre de dérive. Le clonage pourrait permettre à un nouvel Hitler de créer des millions de gens identiques. C'est aux Comités d'éthique d'intervenir dans des domaines limites et d'informer les commissions parlementaires qui préparent les lois, structurant et délimitant les bornes de la science.

La vigilance s'impose aussi dans le domaine de la procréation, surtout dans le cas de l'implantation de sperme provenant de donneurs décédés. La fécondation *in vitro* est réalisée avec un diagnostic pré-implantatoire.

On ne peut assimiler cela à de l'eugénisme. C'est un contrôle sur un embryon de huit cellules pour dépister d'éventuelles maladies héréditaires. Selon le résultat d'évaluation, l'embryon est implanté ou détruit. Les techniques actuelles, l'échographie, l'examen sanguin, permettent le diagnostic génétique. Ainsi les maladies graves sont-elles décelées chez le fœtus (mongolisme, mucoviscidose). Les parents peuvent, dès qu'une anomalie génétique est décelée, choisir l'interruption volontaire de grossesse. De très grandes précautions, de fortes informations sont ici nécessaires.

La loi du 29 juillet 1994, si elle interdit toute recherche sur l'embryon humain, autorise, à titre exceptionnel, les études ne portant pas atteinte à l'embryon. Le nombre d'embryons surnuméraires, issus de fécondation *in vitro*, est très élevé : trente mille sont aujourd'hui congelés, en attente d'implantation. Mille huit cents sont abandonnés. Leurs parents étant morts, divorcés ou sans désir d'enfant. Ce sont des vies en sursis. Aussi faut-il en limiter l'accumulation. Les législateurs réclament donc que le couple demande par écrit la congélation de leurs embryons. En outre, aucune analyse génétique n'est admise sans le consentement du patient. Pour les enfants à naître, une dizaine de pathologies sont dépistées, notamment dans les familles dites « à risque » avec un ou plusieurs membres touchés par une maladie génétique. Et tout ceci demeure dans le cadre défini par la loi à l'assistance médicale à la procréation.

Avec la génétique, l'eugénisme pourrait passer à la vitesse supérieure. Or, la connaissance du génome humain sert de base pour améliorer la santé et la qualité de la vie. Mais cela peut passer d'une prévention volontaire à une prévention forcée. Il faut affronter les futures conséquences éthiques et sociales de la génétique. Aussi, en 1997, le gouvernement français a ouvert une enquête sur les stérilisations forcées afin d'en déterminer l'ampleur chez les handicapés mentaux placés en institution. Cette étude a été confiée à l'Inspection générale des Affaires sanitaires (IGAS). Elle a révélé que, selon les établissements, 30 à 60 % des jeunes femmes sont stérilisées. Le but de l'opération étant de leur éviter une maternité qu'elles sont supposées ne pouvoir assumer. Mais pourquoi ne pas prescrire un mode de contraception classique ? Il est expliqué qu'elles n'en comprennent pas le fonctionnement ou présentent des contre-indications médicales. Cette stérilisation consiste en ligature des trompes chez la femme, en vasectomie chez l'homme. Les fonctions reproductives sont ainsi supprimées.

La médecine ne peut en aucun cas être juge et partie. C'est pourquoi le consentement libre et éclairé de l'intéressé doit être recherché. Pour appliquer une décision impartiale, il faut d'abord que celle-ci ait été prise par des commissions composées de personnes choisies en dehors des familles ou des tuteurs. En avril 1996, le Comité consultatif national d'éthique a rendu son avis sur la question. Il a estimé qu'une demande de stérilisation faite par des tiers est irrecevable. Dans tous les cas, un effort doit être fait pour rechercher l'avis de l'intéressé. En y mettant une force de conviction, en prenant du temps, en étant à l'écoute. La demande de stérilisation est souvent faite par les familles et les administrations. Cette pratique doit être appréciée au cas par cas. C'est le meilleur moyen pour éviter les risques d'un eugénisme collectif dans le cadre d'une loi. En France, le principe même de la stérilisation représente une mutilation interdite en l'absence de motif médical sérieux. Ou encore si toutes les solutions contraceptives classiques ont été épuisées. Certaines déficiences légères ou mineures chez des jeunes femmes sont compatibles avec la grossesse, la maternité, la fonction parentale. Une règle demeure dans l'éthique, il ne faut jamais de loi d'exception ou servir de relais à des tentatives d'exclusion, d'élimination des êtres considérés comme un fardeau pour l'État.

Le corps humain n'est pas un produit

Le don d'organes doit rester gratuit, mais les mœurs diffèrent d'un continent à l'autre. Si, au Japon, on ne peut prélever un organe sur une personne qui vient de décéder, en revanche, au Brésil, la vente d'organes par une personne vivante est licite et même proposée par annonce dans le journal. En Chine sont vendus des organes de condamnés à mort.

Mais que penser de ceux qui acceptent ces « dons » rémunérés ? Celui du misérable qui vend son sang, car la misère fait s'éloigner de la raison. On pense au paysan africain vendant son rein pour nourrir ses enfants. A ces femmes louant leur utérus. A cet homme qui vend son squelette à l'avance pour doter sa fille. Nous pourrions citer des centaines d'exemples. La misère est exploitée. Elle est utile aux profiteurs avides. Le profit tant révéré envahit tous les domaines puisqu'il sait acheter le corps humain. La France se démarque des nombreuses nations qui acceptent, et même encouragent, cette vente du corps humain, en totalité ou en partie. Mais si elle résiste bien, la vigilance s'impose. Aussi la loi Caillavet, votée en 1976, interdit tout commerce de produits humains. Les prélèvements d'organes peuvent être faits sur une personne qui y consentait. Et de ce fait, depuis 1994, un Registre national des accords ou des refus de prélèvements a été envisagé.

Le Comité consultatif national d'éthique

Le premier Comité consultatif national d'éthique au monde, créé en 1983 par décret du président de la République, François Mitterrand, avait pour premières missions d'arrêter certaines dérives expérimentales et le commerce des organes humains. La conception et la génétique furent des sortes de tremplins. Cette création très d'avant-garde a alors suscité la formation de Comités nationaux d'éthique au Danemark, en Australie, Suède, Italie, au Canada, en Espagne, en Suisse, en Belgique et tout récemment aux États-Unis d'Amérique. Le plus souvent indépendants, parfois placés sous l'autorité des Académies de médecine. Ils sont composés de représentants de familles spirituelles, de philosophes, de sociologues, de membres d'associations familiales, de juristes, de parlementaires, de médecins, de biologistes. La mission de ces comités est l'étude des questions éthiques posées par les progrès de la recherche biologique et médicale.

Les Comités d'éthique appliquent quatre principes qui demeurent au centre des débats, des rapports, des questions, des solutions : le respect de la personne, le respect de la connaissance, le refus du lucre, la responsabilité des chercheurs. Les membres du Comité demeurent toujours confrontés à deux extrêmes : la recherche sauvage privée d'impératifs moraux et celle entravée par trop de rigidité morale. Il convient de tenir compte des conséquences d'une recherche. Quand se pose un problème d'éthique, il faut raisonner avec ce point d'appui : l'être humain n'a pas connu son plein développement. Et l'évolution engendre de l'improbable. L'éthique est une pragmatique, non une métaphysique. Nous devons nous assurer toujours dans une réflexion sur la philosophie qui a fait naître l'éthique, celle de Platon, Aristote, Spinoza. Les chercheurs en bioéthique devraient puiser dans beaucoup de disciplines avant d'arrêter une décision, faite de rigueur, celle de la science et de la morale. L'éthique reste au contact de la chaleur de la vie. Elle est conçue pour limiter la souffrance et s'inspire de l'amour du prochain.

L'éthique va être confrontée à de graves problèmes avec le génie génétique.

Les dérives ont commencé avec les utérus à louer dans les années quatre-vingt. En 1984, j'ai été appelé à déposer devant la Cour de cassation. A Marseille, un couple achetait une mère porteuse des milliers de francs. Après plusieurs arrêts contradictoires des cours d'appel, ce problème fut réglé par la Cour de cassation. Je me suis permis de dire à ces hauts magistrats :

«Mais comment réagira cet enfant à l'adolescence lorsqu'il apprendra que sa propre mère l'a vendu à la naissance?» Le scandale des utérus à louer a cessé en France en 1989. Les hommes vont devoir maîtriser tout un répertoire de débordements, des offensives d'insémination, de clonage, de transgénose incontrôlées. Le génie génétique aura tendance à se détourner de l'homme actuel. C'est au médecin de veiller à ce que des apprentis sorciers ne manipulent pas l'ordre naturel pour créer leur nouvel ordre, un ordre noir du dérèglement de la manipulation.

Nous avons vécu les crimes de la Seconde Guerre mondiale. Le génocide, la destruction de populations entières. Celles-ci tenues pour biologiquement inférieures ou nuisibles. Le meurtre des malades incurables ou supposés tels et des enfants malformés. Ce sont les crimes du biodespotisme. Leur analyse, pendant les procès de Nuremberg, a inspiré un des grands courants créateurs de la bioéthique. Comment concevoir un monde où seuls les doués ou surdoués seraient acceptés? Quel élitisme féroce. Et où se placent l'amour, la compassion dans un monde d'êtres supérieurs, glacés, petits robots de la perfection et du génie?

Le génome humain – La Déclaration universelle de l'Unesco

Au seuil du XXIe siècle vient d'être établie la Déclaration universelle de l'Unesco sur le génome humain et les droits de l'homme. Elle a été adoptée par les cent quatre-vingt-six États signataires de la Charte des Nations unies. Ce texte proclame que «chaque individu a droit au respect de sa dignité et de ses droits, quelles que soient ses caractéristiques génétiques». Cette Déclaration constitue la base juridique internationale sur laquelle devront s'appuyer les États lorsqu'ils élaboreront leur législation nationale. Des conventions pourraient être adoptées par l'ONU afin d'interdire notamment, au niveau mondial, l'utilisation à des fins militaires des organismes génétiquement modifiés. Cette initiative marque une étape fondamentale dans la définition des critères de bioéthique.

Les États signataires s'engagent également à ce que des pratiques qui sont contraires à la dignité humaine, telles que le clonage à des fins de reproduction d'êtres humains, ne soient pas permises. Ce texte va permettre de concilier de la manière la plus harmonieuse la liberté d'action du chercheur et la nécessaire protection de l'humanité contre les multiples abus qui peuvent naître de cette activité. Cela signifie l'idéal démocratique de dignité et de respect de la personne humaine et le rejet de tout dogme de l'inégalité des races et des hommes. Chaque individu a droit au respect de sa dignité et de ses droits, quelles que soient ses caractéristiques génétiques. Et on doit obtenir son consentement, préalablement à toute intervention sur son génome. Car le risque se profile en effet de sélectionner des candidats à l'embauche à partir de critères génétiques. Cette Déclaration est un grand pas. Elle constitue le premier texte de vocation mondiale appliquant les principes des droits de l'homme aux possibles interventions sur le patrimoine héréditaire de l'espèce humaine.

Chaque nouveau progrès de la science nécessite des barrières personnelles, familiales, sociales – outre celles imposées par les États – pour contrôler les créations et les expressions de l'être humain. Au-delà de tous fantasmes et dérives, il est heureux de rappeler que la nature est inimitable. L'intelligence, l'esprit, la mémoire d'une personne ne peuvent être copiés à l'identique.

Un Comité d'éthique peut analyser l'impact d'une grande découverte qui comporte toujours un aspect favorable et un autre dangereux. La découverte de Pasteur a fait naître l'inquiétude, soulevé une question : et si les cultures de microbes allaient répandre des épidémies ? Or, les conséquences ont été heureuses, efficaces : les vaccins, les sérums, les antibiotiques.

Le temps des apprentis sorciers est animé par la soif de connaître, la curiosité de l'homme qui le poussent vers des extrêmes.

L'opinion publique, les organes de formation ne sont pas fondamentalement documentés. Récemment entré en scène, le génie génétique peut modifier le patrimoine héréditaire d'un être. L'éthique s'est imposée pour limiter certaines activités de l'homme, fasciné par sa capacité de découvrir, de créer, d'aller au-delà afin de comprendre l'origine de la vie.

II

DÉFIS MAJEURS

Je ne connais pas de moment plus bouleversant que l'instant où un chercheur a le sentiment que la mort marque le pas. Ce moment, je l'ai connu lorsque Marcel Bessis et moi avons obtenu, observé, la première rémission d'une leucémie aiguë d'enfant. A l'aube du XXIe siècle, les chercheurs combattent le sida, un virus particulièrement intelligent. Il s'adapte, s'organise, se transforme. Selon les agressions, à l'intérieur du corps, il devient offensif, ou se préserve. J'étais aux États-Unis, dans les années 1979-1980, lorsque les premiers cas ont été observés. L'équipe du professeur Montagnier, à l'Institut Pasteur, a découvert le virus responsable de la maladie en 1983. Un tel fléau arrive tous les cent ans. Habitués à une médecine efficace, nos contemporains n'acceptent plus la persistance d'une maladie. Cependant, des grandes épidémies du passé occasionnèrent plus de mortalité que le sida. La syphilis fut particulièrement meurtrière au siècle dernier et jusqu'en 1940. Cette maladie souleva d'immenses problèmes. Une loi fut même votée rendant obligatoire le test de dépistage avant le mariage. La pénicilline a mis fin à cette maladie après quinze jours de traitement. En 1919, la grippe espagnole a tué plus de seize millions d'Européens.

Interne du professeur Robert Debré en 1934, j'ai connu l'époque où la diphtérie était une fréquente et grave maladie. Sur un service d'enfants de soixante lits, il y avait vingt lits pour la diphtérie. De nos jours, un médecin de cinquante ans n'a jamais rencontré un seul cas de diphtérie en France. La récente épidémie de diphtérie en Russie est due à l'abandon du vaccin dans ce pays.

L'un de mes maîtres à l'Institut Pasteur, Charles Nicolle, est l'auteur du *Destin des maladies infectieuses*. Il souligne ce retour d'un fléau chaque siècle. Dans dix ou quinze ans, le sida sera, très vraisemblablement, vaincu. Mais une autre maladie verra le jour. Les sociétés humaines, bien informées, connaissent ce cycle destructeur, interrompu par la médecine, mais à force de recherches et de temps. Le temps est la clef de voûte de la science. Et ce n'est pas aider le grand public que de l'accabler d'informations parfois douteuses ou grossies.

La recherche médicale connaît trois phases : la première période est celle de l'échec ; la deuxième celle où l'on fait vivre les gens sans les guérir ; la troisième, enfin, concerne la guérison. Pour le sida, nous sommes entrés dans la deuxième période. L'évolution fut identique pour la leucémie de l'enfant.

En outre, le sida sert de bouc émissaire au gré des idéologies. Il suffit de relever les surnoms dont on l'affuble : « peste rose », « maladie d'Éros », « Fléau de Dieu », « Jugement de Dieu ». Or, le médecin n'examine pas des mythes. Il s'appuie, selon une tradition cartésienne, sur le vrai qui est vérifiable.

La concentration, la zone rouge du sida est en Afrique. Ce continent, malheureusement, est accablé par de nombreuses maladies, particulièrement par des maladies virales et parasitaires. L'Afrique doit affronter le sida avec des moyens médiocres, dérisoires dus au manque de solidarité concrète entre le Nord et le Sud. 80 % des malades appartiennent aux pays du Sud. Or, les médicaments sont donnés en priorité aux populations du Nord du globe pour des raisons économiques. Mais l'Afrique, cible privilégiée de l'épidémie de sida, voit très lentement des moyens se mettre en œuvre. Les actions ne sont pas seulement dispensées par les services officiels de la santé. Elles sont aussi développées et gérées par différents organismes pour mieux répondre aux besoins de chaque population. L'administration militaire, le service de la Jeunesse et de l'Éducation appuient cet effort. Des médicaments sont distribués. Le coût en est diminué grâce aux copies d'AZT. La prise en charge de certains malades, en particulier des femmes enceintes, devient possible. Des associations de malades se mobilisent à l'initiative des organisations non gouvernementales. Des feuilletons populaires sont diffusés dans vingt-cinq pays d'Afrique francophone, qui montrent la vie d'un homme contaminé par le sida. Il le transmet à de nombreux partenaires au hasard de ses rencontres. De plus, les coutumes africaines, dont le lévirat, ancré dans les mœurs, aggravent le risque de diffusion du virus.

La coopération française a contribué à l'installation de laboratoires permettant des tests de dépistage coordonnés avec la Fondation Montagnier-Major qui a ouvert un nouveau laboratoire. L'Organisation panafricaine de lutte contre le sida, dirigée par le professeur Gentilini, a pris en main le suivi des séropositifs. Une zone rouge demeure en Côte-d'Ivoire avec 10 % de sidéens.

La discordance Nord-Sud

La mort d'un enfant est devenue rare en Europe, alors qu'elle est encore un événement presque banal en Afrique où l'espérance de vie est de quinze ans inférieure à la nôtre. Les causes de mortalité dans l'hémisphère sud sont dues aux parasitoses, infections, maladies génétiques, carences alimentaires et famine, alors que les paysans français reçoivent des subventions pour mettre leurs champs en jachère. Je regardais ces terres charentaises, mises en sommeil, alors que j'avais vu quelque temps auparavant des enfants africains mourir de faim dans les rues. D'un côté l'interdiction de produire, de l'autre la famine. Contraste cruel. La pauvreté a tué cinquante et un millions de personnes en 1995. Le paupérisme favorise le développement du choléra, de la tuberculose, de la peste, des diarrhées, du paludisme. Il existe des solutions mais elles ne servent pas les marchands du temple. Il est urgent que les grandes organisations internationales: Croix-Rouge, Organisation mondiale de la santé, intensifient leurs efforts au Sud. Que les gouvernements traquent la corruption. La pauvreté et les différences raciales sont méprisées. Or, la biologie moderne le confirme, entre les hommes, il n'y a pas égalité mais différence.

Les solutions existent si l'homme du Nord change d'âme, prend le parti de la sagesse et du partage. La diminution du budget militaire des grandes nations dégagerait des sommes considérables. Celles-ci, redistribuées, non par les gouvernements, mais par un Fonds international de secours aux pays pauvres, irrigueraient l'élevage, la culture, mais aussi l'éducation.

Les responsables de ce Fonds encourageraient la production des céréales, des produits alimentaires, du bétail pour les pays sous-développés. La distribution des produits alimentaires se ferait uniquement par l'intermédiaire de ce Fonds, et sans passer par les gouvernements, aux habitants des pays pauvres. A cette action s'ajouterait l'enseignement. Enseigner n'est positif, humain, que si un peuple est fortifié, nourri, soigné. Montaigne disait: « Enseigner ce n'est pas remplir un vase, mais allumer un feu. »

Cette solidarité doit s'organiser entre l'Europe et l'Amérique du Nord apportant un secours médical et alimentaire à l'Afrique. La science inspire ces actions. L'Afrique en est, hélas! le vaste laboratoire. Ainsi l'étude de deux cancers africains, la tumeur de Burkitt, en Ouganda, le cancer du foie en Afrique occidentale, ont amélioré l'interprétation, le diagnostic, le traitement des cancers, en Europe et en Amérique du Nord. Si l'Afrique et l'Asie étaient des pays industrialisés, des efforts seraient accomplis. L'Afrique est l'un des continents d'où viennent les vérités biologiques et médicales. C'est un laboratoire à la fois de recherches et d'anthropologie car la vie a probablement commencé dans sa partie orientale. Il faut supprimer la cruelle différence entre les habitants riches et bien soignés et ceux qui meurent par millions d'infections, de maladies parasitaires et de faim. Là se situe le vrai combat de tout médecin. Ainsi, encore aujourd'hui, la tuberculose tue chaque année plusieurs millions de personnes. Le paludisme est une des maladies les plus meurtrières, en partie parce que les industriels du médicament ont longtemps hésité à investir dans les maladies comme le paludisme ou le choléra. L'anophèle femelle est le moustique qui transmet le paludisme. Il ingurgite son repas de sang et introduit dans l'organisme des parasites prélevés sur un hôte précédent. S'inspirant de la méthode de cet insecte, certains chercheurs rivalisant d'imagination veulent bricoler des moustiques pour que leur piqûre transmette un vaccin. Il s'agit de localiser dans le parasite du paludisme une protéine pouvant servir de vaccin. La génétique intervient puisqu'il faut combiner le gène à du matériel génétique provenant des glandes salivaires d'un moustique. Injecter les transgènes, vecteurs du vaccin, dans des œufs de moustique. Attendre que les œufs se transforment en moustiques transgéniques (le vaccin sera produit par leurs glandes salivaires). Et lancer les moustiques porteurs du vaccin parmi la population. Cela ressemble à une recette de cuisine et de toute façon cela ne saurait immuniser un être humain contre le paludisme. Étant donné la petite quantité de vaccin dans la salive de l'insecte, il faudrait des nuées de moustiques et une bonne cinquantaine de piqûres par personne.

Les décideurs, *a fortiori* les hommes d'État, doivent se montrer responsables. Nous observons les adversaires et les indifférents, les hypocrites et les intermittents. Mais il y a aussi les défenseurs, les résistants. La recherche dérange le premier groupe. Les hypocrites évoquent le bienfait de la recherche durant leur campagne, et l'oublient dès leur élection. Les intermittents prodiguent des crédits la première année. Et ces crédits disparaissent l'année suivante.

Les chercheurs avancent vers cette unité médicale. Médecins et gouvernants doivent préparer une médecine au devenir mondial, sans frontières Nord-Sud afin que les malades du tiers-monde bénéficient des acquis thérapeutiques donnés aux malades des pays industrialisés. La santé doit devenir un sujet de préoccupation commun à tous les pays pour résoudre les inégalités flagrantes dans la situation sanitaire des peuples. Aussi bien entre pays développés (où existe maintenant le quart-monde) et pays en voie de développement. Non seulement il faut rompre cette ligne de partage entre le Nord et le Sud mais aussi enrayer les épidémies qui touchent des groupes sociaux représentant, soi-disant, un danger pour la société et une menace pour l'espèce. Certains gouvernements extrémistes perçoivent une épidémie comme un régulateur qui débarrasse la société d'une population affaiblie, improductive et dite « dégénérée ». En Inde, en Afrique, en Amérique du Sud, les conditions sanitaires sont précaires. Les médecins du XXIe siècle doivent mettre en place des programmes de santé à l'échelle mondiale.

Le sang et l'histoire

Étendant le domaine de ma discipline, l'hématologie, j'ai proposé le concept d'hématologie géographique. L'homme est mouvement. L'histoire de l'homme est, pour une large part, l'histoire des migrations humaines. Depuis les temps préhistoriques jusqu'à l'époque contemporaine sur terre ou par-delà les mers. Un pied sur la rive, un pied sur la plage. Nos lointains aïeux, omnivores opportunistes, selon l'expression de Jacques Ruffié, se déplaçaient à la recherche de leur subsistance. Ils sont parvenus à peupler la terre entière, des zones arctiques à l'Équateur.

L'étude du sang apporte aux historiens des informations qui concernent les caractères permanents mais aussi le caractère changeant du milieu, des mœurs, des sociétés. Leur analyse illustre la vie mouvante de ces sociétés, leur évolution sociale et culturelle. Le sang est un témoin et un pilote de l'Histoire. Nous savons maintenant que les Peaux-Rouges sont des Mongols venus d'Asie en Amérique dans le lointain des âges par l'isthme de Behring. L'étude du sang l'a assuré. Les limites du grand empire khmer du XIe siècle, celui des temples d'Angkor, peuvent être fixées par l'hématologie comme par l'archéologie. Nous avons retrouvé par le sang les mystérieux habitants de l'île de Pâques et les non moins mystérieux Aïnu, presque Blancs, du nord du Japon que découvrit La Pérouse. Nous avons étudié les Basques, les populations de l'Extrême-Occident, les Vikings.

L'étude du sang nous a permis de constater que cette discipline ne concerne pas seulement la physiologie, la médecine, mais aussi l'anthropologie, la génétique, c'est pourquoi elle éclaire l'Histoire. C'est un outil de travail qui a trois vertus principales : la précision, la profondeur, l'aptitude à apprécier le temps et l'espace. L'hématologie géographique nous a permis de montrer que le métissage est avantageux. Ainsi sont écartées les théories du chercheur anglais Galton. Ce cousin de Darwin fut le fondateur des théories de la race pure. Ses traités nourrirent beaucoup les partisans du racisme. L'hématologie géographique confirme que nous sommes composés de sangs mêlés. Depuis l'apparition de l'homme, les peuples ont voyagé. La biologie démontre la nécessité du métissage, de la différence entre les hommes, qui n'est pas l'inégalité. Mieux que les empreintes digitales, le sang permet d'identifier un homme.

Des chercheurs canadiens ont examiné au microscope un homme qui avait trente-trois siècles. Ils ont regardé son sang au microscope. Ils ont établi que cet homme était mort d'une maladie parasitaire. Son groupe sanguin était le groupe B. Ses globules rouges avaient une forme normale de disques biconcaves. Cette scène se passait au Caire en 1955.

Le malade était une momie, un tisserand nommé Nakht. A ce moment-là, le passé lointain et le futur venaient de se relier. Cette traversée du temps et du corps humain fut un grand moment de grâce.

A l'époque d'Hippocrate, le sang était un inconnu, tout comme le cerveau au XXe siècle. Mais dans un siècle ou cinquante ans, les médecins liront peut-être le cerveau aussi bien que le sang. Il fut un temps où l'on pensait que les souris naissaient du fromage, que le sang était de la couleur de la peau. Blanc pour l'homme blanc. Jaune pour l'homme jaune. Noir pour l'homme noir. Et dans un temps proche, celui de la Première Guerre mondiale, il était déconseillé de transfuser le sang d'un homme noir à un homme blanc. Toujours en raison du concept de la race.

L'hématologie géographique est née en 1963. De nombreux voyages à l'étranger ont été nécessaires. Jean Dausset a montré que le sang des habitants de l'île de Pâques, les Pascuans, ressemble à celui des Polynésiens et, dans une certaine mesure, à celui de certaines populations indiennes d'Amérique du Sud. Il est différent et du sang des Mélanésiens et du sang de nombreux autres Amérindiens qui sont très proches des Mongols du nord-est de l'Asie.

Le Pacifique a été vraisemblablement, dès la préhistoire, parcouru par des navigations, des migrations. Malgré son étendue sur des milliers de kilomètres, ce fut un océan d'échange. Les migrations ont probablement suivi des orientations différentes, tantôt d'ouest en est, tantôt d'est en ouest.

L'origine asiatique de la grande majorité des Amérindiens ne peut être mise en doute. L'origine polynésienne d'une partie des populations des côtes occidentales d'Amérique du Sud peut être raisonnablement envisagée.

C'est ainsi que j'écrivis en 1963 une *Esquisse d'une hématologie géographique*. Ce texte me valut la visite de Jacques Ruffié, directeur du Centre de transfusion sanguine de Toulouse, l'un des créateurs d'une science nouvelle, l'hémotypologie. Qui est une nouvelle anthropologie, très précise.

En 1965, nous entreprenons, Jacques Ruffié et moi, une série de voyages. Nous allons à la rencontre de l'Histoire. Sur les hauts plateaux de Bolivie, vers les îles du Cap-Vert, au Népal, en Chine, au Maroc, en Nouvelle-Zélande. Ce périple nourrit deux volumes d'*Hématologie géographique*.

Nous avons étudié également les populations cambodgiennes, remarquables pour l'étude de l'hématologie géographique. Certains Cambodgiens portent dans le sang l'hémoglobine E, celle des antiques populations khmères. L'histoire khmère fut riche de victoires et de défaites. D'alternance de périodes de servitude et d'époques glorieuses du XIe au XIIIe siècle. Les souverains khmers étaient des monarques universels et leur empire très étendu. Il englobait la basse plaine et le delta du Mékong, le Laos jusqu'à Vientiane, les provinces orientales de la Thaïlande, une partie de la Malaisie et le Viêt-nam actuel.

Lors de ces travaux, j'ai rencontré des archéologues qui étudiaient l'Asie du Sud-Est, les monuments du temps d'Angkor. Ils m'ont informé des limites de cet empire disparu. En confrontant nos découvertes, nous avons comparé, avant de les superposer, la carte des archéologues et celle des hématologues. A deux kilomètres près, le tracé était identique et prouvait la valeur scientifique des deux méthodes. L'hémoglobine E, découverte chez les Cambodgiens du sud-est asiatique, indique les limites de l'empire khmer.

Je rencontrai aussi Paul Rivet, créateur du musée de l'Homme. Il s'est éloigné de la médecine pour l'anthropologie. Il a fondé l'anthropologie de l'Amérique indienne. Il connaît particulièrement l'histoire lointaine de l'Amérique du Sud. Il m'apprit les données incertaines et celles assurées de l'histoire de l'Amérique. Les travaux d'hématologie affirment cette origine qui n'est plus une hypothèse, mais une certitude. Et le professeur Dumézil m'apporta une troisième révélation. Ce grand linguiste me montra un travail concernant les mots qui désignent les cinq premiers nombres, un, deux, trois, quatre, cinq, dans la langue mongole d'une part, dans la langue des Indiens du Pérou d'autre part. Le résultat est remarquable. Les mots sont les mêmes. Ainsi, une troisième science confirme l'hypothèse initiale.

Le champ ouvert par l'hématologie géographique est vaste. Ses limites viennent de deux facteurs : la religion et les mythes. La religion est responsable du profil sanguin, par l'endogamie qu'elle commande. Depuis plus d'un millénaire, les impératifs religieux interdisent le mariage hors d'une communauté définie. Ce n'est certainement pas le sang qui est responsable de la religion. Il n'est guère possible d'admettre que l'appartenance d'un homme à tel système de groupe sanguin ou d'hémoglobine rende cet homme plus apte à embrasser telle religion, maronite ou sunnite. Cette originalité sanguine de chaque groupe religieux est d'autant plus remarquable qu'elle est observée dans un pays de petites dimensions, qu'elle concerne des populations vivant dans les mêmes villages, parfois dans les mêmes maisons. L'étude du sang d'un peuple, par exemple celui des Libanais, confirme l'importance de ces concepts et apporte des données objectives d'une très grande valeur. Mais au-delà de la religion, intervient le rôle des mythes. Le mythe de la race pure, du sang bleu transmis au long des générations justifie, pendant plusieurs millénaires, les monarchies héréditaires, les aristocraties héréditaires. Dans les sociétés fermées comme les tribus de Touaregs sahariens, soumis à une rigoureuse endogamie, les oncles épousant les nièces, les neveux épousant les tantes. Dans les sociétés ouvertes où se maintient le prestige des grands arbres généalogiques plongeant leurs racines jusqu'au temps des Croisades.

Ce mythe de la race pure est encore assez vigoureux au XXe siècle pour inspirer des théories apparemment scientifiques, qui à leur tour vont renforcer le mythe.

Liens entre plusieurs sciences

Lorsque nous avons étudié les populations de l'Extrême-Occident, nous avons noté qu'elles avaient toutes le même profil sanguin. Trois hypothèses sont apparues. Primo, ces populations ne paraissent pas descendre directement des hommes paléolithiques de Cro-Magnon. Ces derniers ont vécu dans un climat sec et froid au contact étroit des troupeaux de rennes dont ils tiraient leur subsistance. A la fin des glaciations, la température se radoucit, les glaciers se retirent vers le nord tandis que la forêt envahit la majeure partie de l'Europe, précédemment occupée par la steppe froide. Il est probable que l'homme de Cro-Magnon dut suivre les troupeaux de rennes dans leur migration vers le nord et fuir la forêt à laquelle il n'était pas adapté. Tout au plus, quelques groupes, que nous révèlent les stations préhistoriques, persistent sur les côtes. Mais ces groupes devaient être numériquement faibles et leur influence sur le peuplement de l'Europe occidentale demeura à peu près nulle. A la fin du paléolithique, l'Europe forestière devait être presque vide d'hommes. En deuxième lieu, les ancêtres des populations périphériques ne sont pas davantage les Celtes venus d'Europe centrale et qui devaient avoir, compte tenu de leurs lieux d'origine, un sang riche en A, relativement riche en B et pauvre en O. Enfin, ne descendant ni des hommes de Cro-Magnon, ni des Celtes, les populations qui vivent à la périphérie de l'Europe occidentale et dans quelques foyers méditerranéens sont très vraisemblablement d'origine néolithique. Leur arrivée se situe entre le départ des hommes de Cro-Magnon du paléolithique, partis vers le nord avec leurs rennes, et les invasions celtiques de l'âge du bronze.

La corrélation entre le profil sanguin, la haute fréquence du groupe O et la structure matriarcale de la société s'accorde bien avec cette hypothèse. Le système matriarcal est le plus archaïque et remonte aux sociétés néolithiques, à l'époque où seule l'ascendance maternelle pouvait être tenue pour certaine. Cette situation n'est pas très différente de celle qui existe dans les sociétés des primates et des mammifères en général où la mère est l'unité centrale, fondamentale et permanente de la cellule familiale.

L'étude de la répartition des groupes sanguins en Europe de l'ouest n'a pas résolu tous les problèmes que se posent les anthropologues, ethnologues, sociologues. Elle apporte des données objectives qui peuvent être utilement confrontées aux données archéologiques, paléontologiques, linguistiques, antérieurement recueillies.

L'Histoire change le sang qui à son tour change l'Histoire. Par les alliances, les interférences, les influences successives, le sang change l'Histoire. Un exemple, l'évolution singulière des guerres andines. Voici un demi-siècle, les Paraguayens, les Boliviens se disputent le Chaco. Les combats ont lieu dans la plaine. Les Boliviens mobilisent les habitants des hauts plateaux. Ces paysans robustes et rudes doivent faire d'excellents soldats, assurer la victoire. Mais, à peine arrivés dans la plaine, ces montagnards sont exposés aux infections intestinales, respiratoires. Ils sont vite incapables de combattre. Alors que les soldats paraguayens résistent aux infections et triomphent aisément d'une armée de malades. Ces dernières années, de fréquents conflits ont, dans les pays andins, et surtout en Bolivie, opposé les gouvernements centraux et les guérilleros. Les gouvernements centraux, le plus souvent militaires, recevant souvent une aide étrangère substantielle, paraissaient capables de réduire aisément la guérilla. Les habitants des plaines ou des premiers contreforts montagneux semblent peu sûrs aux généraux de la capitale qui préfèrent recruter leurs gendarmes sur les hauts plateaux. Bien armés, solidement endoctrinés, ces gendarmes et paysans sont envoyés dans la plaine. Où ils vont, pense-t-on, triompher aisément des guérilleros insuffisamment équipés. Mais ces gendarmes vigoureux, aussitôt descendus, avant même de rencontrer leurs adversaires, affrontent des microbes agents d'infections générales, digestives, respiratoires, qui les accablent et souvent les emportent.

L'étude du sang des habitants des hauts plateaux andins a apporté l'explication de ces défaites inattendues. Ce sang ne contient pas d'immunoglobulines, lesquelles défendent des agressions extérieures, bactéries, virus, parasites. Dans le sang de l'homme normal, ces immunoglobulines, toujours présentes, sont prêtes à intervenir immédiatement si survient une agression par les microbes, les parasites. Pendant des milliers et des milliers d'années, ces habitants vivent à une altitude où les microbes dangereux sont presque tous absents, les immunoglobulines leur sont devenues inutiles. Au long des millénaires, elles ont diminué et aujourd'hui sont absentes ou présentes en petite quantité. Comme un organe qui s'atrophie lorsqu'il est inutile. Qu'il s'agisse de guerre civile ou de guerre étrangère, les soldats, les gendarmes recrutés dans la montagne, habitués à vivre dans un environnement sain et dont le sang est privé d'immunoglobulines, ne peuvent résister aux microbes de la plaine et sont emportés par les infections avant de rencontrer le feu ou le fer de l'ennemi.

L'hématologie géographique a fait comprendre que les liens entre plusieurs sciences fortifieront l'avancée vers une science mondiale s'enrichissant des méthodes et recherches diverses, mais toutes se rejoignant vers l'être toujours plus humain.

Les chercheurs progressent en ramifiant de plus en plus l'arbre scientifique. L'être humain se révèle comme une admirable diversité de groupes sanguins et de groupes tissulaires qui représentent notre carte d'identité biologique. Notre polymorphisme génétique a des rebondissements dans l'analyse génétique des populations, des familles humaines. Les théologiens aiment répéter qu'ils ont découvert, bien avant les scientifiques, que chaque homme était unique, différent de tous les autres hommes. Nous ne parlons peut-être pas du même homme.

Il reste deux traits d'union à trouver pour le généticien et l'hématologue : celui des mécanismes moléculaires des fonctions supérieures de la connaissance. Et celui qui gouverne les deux définitions de l'homme, l'une sanguine, l'autre cérébrale.

III

DEVOIR DE SCIENCE ET DEVOIR D'HUMANITÉ

La valeur humaine, la santé des gens, donc leur bonheur, n'ont pas de prix. Médecin, je soignais les gens de mon mieux. Mais je les aidais davantage, à terme, par la recherche que je menais dans mon laboratoire. Je ne me serais jamais contenté d'être un médecin de cabinet. Il me fallait le complément de cette recherche en laboratoire qui s'accorde d'ailleurs avec ma discipline, l'hématologie, alliant clinique et biologie.

Pendant de nombreuses années, j'ai consacré mes matinées au traitement des malades, et mes après-midi à la recherche. Ma vocation était d'échapper à la sclérose, à la médecine statique. Pourquoi la médecine n'a-t-elle pas beaucoup évolué depuis Hippocrate jusqu'au siècle de Molière ? Pour une part, parce que les médecins reprenaient des formules anciennes, usées, sans avoir la volonté de se diriger vers l'audace de la recherche, de la découverte, de l'innovation.

Et je revois ce jour où, penché sur mon microscope, j'observe depuis longtemps. Je relève enfin la tête. Je regarde à nouveau. Quelque chose est arrivé. Un désordre constant depuis des siècles a disparu. Je note. Rémission d'une leucémie. C'était en 1947, j'avais quarante ans. Un long combat entre l'homme et la maladie enfin évoluait. Médecin du sang, j'avais dû subir la mort de centaines d'enfants atteints de leucémie aiguë.

J'annonce donc cette victoire à mes vieux maîtres. Mais lorsqu'ils se penchent sur le microscope, ils restent sceptiques et déclarent : « S'il y a eu rémission, c'est qu'il ne s'agissait pas d'une leucémie. » Ils demeurent imprégnés de la médecine dogmatique et, par elle, immobilisés dans leur analyse. Cela signifie qu'il faut écarter les idées préconçues, et les systèmes, animisme, vitalisme, spiritualisme, positivisme, dogmatisme, et ne fonder la connaissance que sur l'évidence démontrable... Les grandes doctrines métaphysiques qui imposent leurs conclusions ne concernent pas le domaine de la science. Lorsqu'un problème est résolu, un nouveau problème va se poser sans qu'un terme puisse et même doive être perçu. Oppenheimer disait : « La science meurt lorsqu'elle s'arrête. »

Il y avait certes rémission de la leucémie aiguë. Mais la première guérison ne surviendra qu'en 1970. Pendant ces vingt-trois années, je me suis souvent interrogé. Et j'entendais la phrase de cet ami médecin : « Vous les tuez deux fois. » Devions-nous arrêter les essais thérapeutiques ? Les données biologiques fondamentales étaient-elles suffisantes ? Nous nous répétions aussi que trois quarts de siècle avaient séparé les travaux de Pasteur de la découverte des sulfamides et des antibiotiques. Science et médecine sont faites d'alternance de progrès, de stagnation, puis de progrès encore.

Le consentement éclairé – la transparence

Lorsqu'un médecin traite une maladie mortelle, il a le droit de prendre des risques. Ce droit au risque s'est compliqué depuis la loi Huriet de 1988. Elle exige l'information du patient, son consentement éclairé et une assurance en cas d'incident. Des comités de protection de personnes vérifient le bien-fondé des travaux. Cette loi est sujette à une évolution continue.

Mais peut-on parler de consentement éclairé lorsque vous annoncez à votre patient une leucémie aiguë et sa mort dans neuf mois ou peut-être trois mois. En disant : « Nous attendons votre consentement éclairé. Acceptez-vous d'entrer dans un essai thérapeutique, car de toute façon, l'issue, c'est la mort ? » Peut-on vraiment parler ainsi ? Et quelle sera la valeur du consentement acquis de cette manière ? Pour ma part, je ne pourrais pas le demander ainsi à un garçon de vingt ans. Aussi, pour humaniser cette loi, ai-je prié le sénateur Huriet, professeur de clinique à Nancy, de prévoir des amendements à la loi pour les grandes maladies. Je me souviens d'un malade de vingt-cinq ans, atteint d'une grave leucémie. Un nouveau médicament, un antibiotique, guérit la leucémie. Cependant, et nous l'ignorions, ce nouveau médicament était très toxique pour le cœur. Résultat, le malade a guéri de la leucémie mais il souffrait d'une grave insuffisance cardiaque. Le professeur Cabrol a réalisé une greffe du cœur. Le jeune homme a guéri. S'il était mort, nous aurions peut-être été critiqués.

Le grand malade doit recevoir toutes les informations ; en aucun cas le silence ou des propos techniques obscurs. Informer le grand malade a toujours été mon objet, malgré le poids de la responsabilité entraînée par cette transparence. Dans le service que j'ai longtemps dirigé à l'hôpital Saint-Louis, les premières greffes de moelle osseuse étaient expliquées aux personnes candidates à une greffe. La greffe de moelle osseuse obtient 50 % de succès au prix d'une mortalité « opératoire » de 30 %. Avant la greffe, la leucémie myéloïde chronique était constamment mortelle. Un jour, je reçois la visite dans mon service d'un homme de trente-cinq ans, atteint de leucémie myéloïde chronique, qui est une maladie mortelle dans 100 % des cas. J'ai expliqué à cet homme, fermier du Poitou, sa maladie et la nécessité d'une greffe. Il m'a demandé une semaine de réflexion. Puis il est revenu avec une décision négative. Il disait avoir besoin de deux à trois ans pour préparer son départ car il avait deux enfants en bas âge. Refusant la greffe, cet homme est décédé trois ans après.

Mais je lui avais dit la nécessaire vérité. Entre le malade et le médecin, l'échange avait été régulier.

Des banques de sang de cordon ombilical

Depuis 1970, d'autres méthodes pour le traitement de la leucémie ont été mises au point. Le progrès résolvant les problèmes de dons et de compatibilité nous vient du sang du cordon ombilical, identique à la structure de la moelle osseuse. L'un de mes successeurs à l'hôpital Saint-Louis, le professeur Éliane Gluckman, est le premier au monde à avoir réalisé des greffes avec le sang du cordon ombilical. Des greffes de moelle osseuse *in utero* sont réalisées sur des fœtus âgés de vingt semaines, atteints d'un déficit immunitaire sévère lié au chromosome X. Ce sont les cellules souches du père qui sont injectées après purification à travers la paroi abdominale de la mère. Ces enfants possèdent ensuite des compétences immunitaires normales.

Chaque année, on dénombre plusieurs milliers de nouveaux cas de cancers des cellules de la moelle osseuse. Après neuf ans d'expérimentation, l'Agence française du sang va créer quatre banques du sang de cordon ombilical en France. A l'hôpital Saint-Louis à Paris, à Besançon, Bordeaux, Annemasse. Cette nouvelle technique de greffe est réalisée selon la méthode traditionnelle pratiquée depuis 1965, qui consiste à greffer de la moelle osseuse. Car seuls 20 % des malades trouvaient un donneur compatible. Cette greffe se réalise par une injection intraveineuse dans le bras. Il est nécessaire d'accroître le stockage de greffons de sang de cordon congelés, et de relier dans les cinq ans qui viennent les quatre banques françaises aux autres banques européennes et mondiales.

Des chercheurs américains viennent d'identifier une substance chimique impliquée dans le développement de certaines cellules cancéreuses. Celle-ci devient la cible d'un nouveau traitement contre la leucémie. L'enzyme, baptisée JNK, localisée à la fois dans le noyau et l'enveloppe des cellules, joue un rôle important dans la progression de la leucémie, notamment en lui signalant le chemin à suivre pour contaminer l'organisme. Grâce à des manipulations réalisées sur des souris, les chercheurs américains ont établi qu'une protéine, la JIP-1, avait la faculté de bloquer les signaux chimiques émis par l'enzyme JNK. Donc JNK et JIP-1 pourraient être des cibles pour l'élaboration de nouvelles stratégies thérapeutiques contre les leucémies myéloïdes chroniques.

Je continue à observer au microscope, par goût de cette aventure jamais achevée de la recherche. Nous sommes loin du microscope inventé en 1674 par Antonie Van Leeuwenhoek, commis drapier à Delft, aux Pays-Bas. « Le sang, écrit-il, est composé de particules extrêmement petites, appelées globules qui, pour la plupart des animaux, sont de couleur rouge, et baignent dans un liquide nommé par les médecins sérum. Les globules sont si petits que cent d'entre eux, placés côte à côte, atteignent à peine le diamètre d'un grain de sable commun. En conséquence, le volume d'un globule rouge représente la millionième partie du volume d'un grain de sable. »

Aujourd'hui, le microscope électronique grossit deux cent à trois cent mille fois. Une géométrie blanche et noire apparaît, faite de grains rangés, de bâtons alignés. On peut obtenir six cents sections différentes dans l'épaisseur d'un globule blanc. Nous découvrons ainsi les cellules malignes du sang. Elles sont plongées dans le plasma qui les porte et parfois les change. Si de nombreux cancers croissent, indépendants, les tumeurs du sang sont intimement mêlées aux échanges humoraux normaux et anormaux. Penché sur le microscope, nous observons la vie et la mort. La microcinématographie enregistre la prise en accéléré de tous les mouvements cellulaires et intracellulaires ; l'action de différents facteurs extérieurs, des agressions sous la forme et la dynamique des organites les plus petits. La vitesse de la vie dépend dès lors de l'observateur. En projetant le film à des accélérations variées, nous comparons sur des rythmes divers les activités cellulaires.

L'euthanasie

Face à la demande d'euthanasie d'un malade, ni les lois ni les conseils généraux ne peuvent s'appliquer, puisque chaque cas est particulier. De nombreux médecins ont soigné des hommes âgés souffrant d'un cancer en phase terminale. En ce cas, les doses de calmants sont augmentées, qui peut-être abrègent lentement la vie. Mais quand il s'agissait d'un enfant, nous luttions, même quand les chances de succès étaient très petites.

L'idée de réglementer l'euthanasie suppose plusieurs erreurs. Un individu qui a écrit sa demande sera-t-il dans le même état d'esprit le jour d'arrêter sa vie ? Combien d'hommes et de femmes ai-je entendus désirer la mort. Et le moment venu, malgré leurs souffrances, supplier que tout soit fait pour les guérir. Deuxièmement, cela laisse le choix à d'autres personnes d'interpréter, de décider. Surtout lorsque l'intérêt des héritiers intervient.

Laisser l'euthanasie dans le domaine médical fait partie de l'éducation donnée au médecin. Il sait apprécier la personne en face de lui et le pourquoi de sa demande. En revanche, en Hollande, où cette loi est appliquée librement, nous pouvons constater une série de dérives et d'abus. Mettre en exergue l'euthanasie, c'est retrancher les progrès de la connaissance, l'essor de l'espoir qui peut enrayer une maladie.

Dans un livre, *Le Syndrome du colonel Chabert*, j'ai examiné cette situation. La mort est vaincue mais les sentiments, les relations ne s'accordent pas avec cette victoire. Le personnage de Balzac est un officier de Napoléon qui se conduit glorieusement lors de la bataille d'Iéna. Il est porté mort. Or, le colonel Chabert a surgi des champs de cadavres. Soigné en Allemagne durant un an, il revient en France retrouver sa femme « veuve » couverte d'honneurs et remariée. Échec sentimental, cette femme ne veut plus revivre avec celui qui, de brillant colonel, est devenu un homme errant. Déchu, brisé, Chabert mourra à l'hospice des vieillards de Bicêtre.

J'ai connu un cas similaire à celui du colonel Chabert, l'un de mes malades, atteint de leucémie myéloïde chronique, me demande la vérité. Je l'informe de sa maladie. Sa femme était présente. Le couple, très lié, sait qu'il reste une espérance de vie de trois ans. Temps durant lequel les époux font les préparatifs de ce départ. Un nouveau traitement arrive, la greffe de moelle osseuse. Appliquée au malade, elle réussit. Mais, chose étrange, ce couple installé dans la mort n'assume pas la guérison, le retour de la santé. Ils ont pris leurs distances avec la vie. Ils n'ont pu reformer un couple uni et se sont séparés quelques mois après la guérison. C'est le syndrome du colonel Chabert.

L'euthanasie est un choix qui doit s'appliquer aux personnes en état de conscience non altérée. Ces personnes stipulent donc par écrit qu'elles ne souhaitent pas prolonger leur souffrance physique, et même psychologique, si elles sont atteintes d'une maladie qui les anéantit. Mais c'est toujours le médecin qui décide en professionnel, s'il veut appliquer la volonté du malade de mourir dans la dignité. Car on peut craindre que l'euthanasie libre soit une porte ouverte au suicide assisté. Les partisans de l'euthanasie diront : « Mais si on refuse l'acharnement thérapeutique, doit-on accepter la déchéance mentale, physique ? » L'homme a toujours eu le désir d'être le créateur. Un créateur qui souhaite aussi mettre le point final.

Si j'avais vingt ans

Si j'avais vingt ans, je m'orienterais vers la neurobiologie. Le monde de l'inachevé, de l'inexploré me retient. L'accompli me laisse sans appétit. Entré dans l'univers des neurologues, j'aborderais l'aventure. J'ai devant moi un malade, dit « de l'esprit », auquel je donnerais le nom d'Œdipe. Je vais l'examiner à l'aide des méthodes de la neurochimie, mais aussi par l'étude des relations d'Œdipe avec les différents membres de sa famille. Le Comité d'éthique est bien sûr concerné par cette science neuve.

Une science qui n'utilise plus les moyens extrêmes : électrochocs, injections de toxiques ou agents infectieux (paludisme) pour provoquer des fièvres, la psychochirurgie par l'incision, l'ablation de telle partie du cerveau. Mais dans le cas de troubles nerveux intolérables, il revient au médecin de supprimer la douleur, au risque d'un changement mineur de la personnalité.

L'usage actuel des neuroleptiques, camisoles chimiques, pilules de bonheur, de confort, peut modifier les êtres, altérer leur comportement. La psychiatrie recourt aux formules médicamenteuses. Pour stabiliser, normaliser les patients, le cerveau est manipulé par des hypnotiques, antidépresseurs, calmants. Cela laisse planer le spectre d'une société aux individus drogués, robotisés par la chimie sans le respect de l'intégrité de la personnalité. La thérapeutique ne doit pas se transformer en dopage.

Certains observateurs avaient constaté que les schizophrènes auraient trop de neurotransmetteurs qui assurent le transit des informations entre les cellules nerveuses. Ils souffriraient, suivant cette hypothèse, d'une dose excessive d'informations mal triées. Si l'on parvient à identifier les gènes qui favorisent un terrain psychotique, on pourra peut-être accéder à la biochimie spécifique des malades mentaux. La génétique appuiera la recherche neurologique. Elle révélera les facteurs génétiques impliqués dans les anomalies de développement cognitif des autistes. Un champ reste à explorer : l'identification des gènes qui favorisent un terrain psychotique. Ce sera l'ouverture de la biochimie spécifique des malades mentaux.

En écartant les dogmes vitalistes, la neurobiologie a hérité de la physiologie de Claude Bernard et a utilisé le langage, les méthodes, les techniques de la biologie moléculaire. Cependant, l'un des plus grands chercheurs de notre temps, Jacques Monod, a écrit qu'il est contraire à la logique d'être à la fois sujet et objet. Comment le cerveau pourrait-il analyser le cerveau ? Au moment où le déterminisme était pur et dur, ce dogme butait sur un point d'achoppement qui était la relation d'incertitude. Heisenberg, physicien allemand, auteur de travaux sur la mécanique quantique et prix Nobel en 1932, affirma, en microphysique, qu'il n'était pas possible de mesurer à la fois deux paramètres conjugués dans une particule. Ainsi, pour l'électron, connaître sa vitesse rend impossible la connaissance de sa position. Et connaître sa position rend impossible la connaissance de sa vitesse.

L'action des médicaments est tantôt générale, tantôt étroitement spécifique, corrigeant ou altérant une fonction nerveuse très précise. Les neurotransmetteurs transportent l'information tout au long du système nerveux. La préparation des molécules nouvelles, la connaissance de ces deux messagers sont deux courants de recherche qui ne cessent de s'unir et dont les conséquences sont heureuses pour certaines grandes maladies de l'esprit. Mais ces actes peuvent séduire un dictateur. Il transformerait ses sujets en tigres ou en moutons pour les besoins de sa politique. Quelques molécules introduites dans l'alimentation desdits sujets et le despote dispose de quatre-vingts millions de tigres ou de quatre-vingts millions de moutons. Un gouvernement dictatorial pourrait utiliser des médicaments à l'insu du peuple afin d'effacer leur mémoire, leur idéologie. Et je cite un exemple heureux : dans un pays démocratique, la Suisse, pour lutter contre le goitre observé dans les populations des hautes vallées, maladie due à une carence en iode, sans le dire, le gouvernement introduisit de l'iode dans le sel de cuisine. Le goitre a presque disparu.

Une bonne méthode scientifique est d'avancer trois hypothèses. La première émane de Jean-Pierre Changeux. La neurologie a longtemps été linéaire. Elle va continuer de progresser. Et, deuxième hypothèse, à laquelle je crois beaucoup, c'est qu'il manque un concept. Lorsque Pasteur a fait ses découvertes entre 1840 et 1850, on admettait que les souris naissaient du fromage ; la génération spontanée était acceptée. Pasteur a ouvert des voies neuves. Le vitalisme jouait un rôle capital à l'époque de Claude Bernard. Cette doctrine biologique admettait un principe vital, à la fois distinct de l'âme et de l'organisme, dont dépendaient les actions organiques. Le déterminisme, c'est la meilleure des hypothèses, mais non un achèvement. Ou encore, c'est une série d'hypothèses appuyées par les statistiques. La troisième hypothèse est que nous resterons dans l'ignorance. Les croyants parlent de l'espérance évolutive et considèrent que ces hautes réflexions et recherches ne concernent que Dieu.

J'en reste à la deuxième hypothèse, la venue d'un chercheur de génie, peut-être inspiré par Dieu, qui trouvera ce concept manquant. Et nous avancerons. Car les recherches actuelles sont quantitatives. Elles comparent le cerveau humain et animal. Les progrès, pendant les dix premières années de sa vie sont admirables. Le singe le plus savant ne peut être comparé à un enfant de quatre ans. La formation du cerveau humain est longue, très élaborée. L'homme possède deux grandes aptitudes : apprendre, créer. Les animaux sont programmés par la génétique de leur espèce. Enfant, je passais devant une école d'apiculture et je croyais que les abeilles apprenaient. J'ai su plus tard qu'elles agissaient selon un programme élaboré depuis plusieurs centaines de milliers d'années.

La matière, la vie et l'homme sont les trois événements. Et la différence n'est pas fondamentale entre les premières molécules d'un protozoaire, d'une bactérie et d'un chien. Mais beaucoup entre le chien et l'homme. Nous ignorons toujours si la conscience est dans l'embryon au moment de la conception. Le temps de la grossesse étant riche d'événements qui détermineront l'avenir de l'adulte. L'embryon nous apprendra peut-être à connaître le cerveau. La biologie aborde maintenant la différenciation. Nous venons tous d'une cellule unique, l'ovule maternel fécondé par le sperme paternel. Un œuf uniforme qui prend son identité, que les stimulines développent. Nous découvrirons beaucoup grâce à l'embryon et au point zéro de la conception. Certains chercheurs américains estiment que la personne de zéro à dix jours est inexistante. La vie de la personne, pour eux, commencerait à partir de dix jours. Elle commence bien avant. Elle comprend l'intelligence innée, le génie, les connaissances acquises durant la période de conception. Reste à analyser la relation entre les gènes, les chromosomes et le cerveau. La médecine des vingt dernières années s'est attachée à la vie de l'enfant dans le monde intra-utérin, riche d'événements qui gouverneront l'existence de l'adulte. Ce que nous sommes dépend de deux facteurs essentiels : les éléments génétiques qui sont un patrimoine reçu au moment de la conception, puis tous les événements enregistrés durant la vie intra-utérine et pendant l'enfance. Car c'est la mémoire qui maintient l'unité de l'être et nous n'analysons pas encore totalement son fonctionnement. Bien que nos cellules changent, meurent, reste la mémoire, fonction majeure. Au seuil de la soixantaine, celle-ci inscrit imparfaitement les faits récents alors que les actes de la petite enfance restent gravés en relief.

La biologie, assistée par les ordinateurs, ne nous livre, en l'état actuel, que quelques secrets de la machine à penser si complexe. Je lis le cerveau sur écran, mais son essence m'échappe. Le cerveau m'est montré par le scanner qui fait apparaître sur des écrans cathodiques les tranches successives des régions explorées et révèle aux médecins des détails qui échappaient jusqu'alors à la radiographie. Nous pouvons photographier à l'extrême un cerveau humain et un cerveau animal mais leur différence reste un mystère.

Force est de constater que, malgré la mort d'une partie des neurones, le cerveau peut garder sa puissance, grâce au travail de l'esprit. A quatre-vingt-quinze ans, mon maître, le professeur Robert Debré, pouvait, sans notes, donner une conférence pendant une heure. A quatre-vingt-cinq ans, le Titien réalisait des tableaux plus beaux que ceux peints quand il avait cinquante ans.

Dans un Comité d'éthique sont toujours confrontés le moraliste et le médecin. Cela vaut pour la neurobiologie. Est-ce que le tissu nerveux et les autres organes du fœtus sont analogues ou différents pour le moraliste ? Car la maîtrise du cerveau passe également par la greffe de cellules nerveuses qui sont réalisées dans le cas de maladies dégénératives du système nerveux, telle la maladie de Parkinson. Les glandes surrénales et les cellules nerveuses des fœtus morts sont utilisées. Devant l'augmentation de ces greffes dont la courbe d'accroissement dans les cinq ans à venir franchira les milliards de cellules nerveuses greffées, il est envisagé une planification de leur prélèvement. Les moralistes jugeront que la personnalité est un tout psychologique dont on ne peut changer une partie sans en modifier l'ensemble. A l'instar des moralistes, dans le cas de greffes de cellules nerveuses, nous nous sommes demandé si ces greffes pouvaient changer la personne lorsque le nombre de cellules transplantées est très élevé. Mais que les amateurs de Mary Shelley, « mère » de « Frankenstein », ne rêvent pas, la greffe totale du cerveau est impossible. Nous aurions, au mieux, un corps greffé à un cerveau. L'homme malade est assisté par la machine. J'imagine donc, près du XXIe siècle, un patient relié à l'ordinateur. Le rein artificiel exerce bien les fonctions du rein défaillant. Des stimulateurs introduits dans l'organisme relancent un cœur défaillant. Des puces sont greffées dans certains sites du cerveau. Du sang synthétique circule dans les veines. Mais reste l'énigme du cerveau qui contient l'intelligence, la mémoire. Et si de telles situations palliatives devaient s'accroître, de sérieux problèmes d'éthique se poseraient concernant la biologie de la conscience.

La drogue

Une substance, la dopamine, est le chef d'orchestre de la toxicomanie. La recherche du consommateur de drogue, c'est l'euphorie. Or, les drogues augmentent la production de la dopamine, cet euphorisant. Les problèmes psychologiques vont souvent de pair avec l'abus des drogues : cocaïne, amphétamines, nicotine, alcool. Aussi, ont rétorqué certains médecins, s'il existe un système dopaminergique, inhérent à l'être humain, on peut considérer la presque totalité des toxicomanes esclaves des aléas de la vie moderne. De ce fait, ce mécanisme aurait été détourné de sa fonction originelle. Voici comment s'opacifie, se complique un problème d'éthique. Le médecin devient alors sociologue. Médecin, j'analyse le fonctionnement de ce processus. Les neurones des toxicomanes sont assaillis par des taux anormalement élevés de dopamine. Après l'euphorie vient la dépendance qui incite à l'absorption toujours plus excessive. Et s'ensuit la dépression. Nous connaissons à ce jour cinquante neurotransmetteurs, dont la dopamine, associés aux sensations de plaisir et d'allégresse. Comment fonctionne la dopamine lorsqu'elle a été libérée dans la synapse – espace entre les terminaisons nerveuses et les cellules réceptrices ? Elle se lie à ses récepteurs sur le neurone suivant. Ensuite, soit cette substance est rapidement réabsorbée, soit elle est dégradée par une enzyme. Par exemple, un fumeur stimule la production de dopamine. Les amphétamines dopent cette substance et la cocaïne en bloque l'absorption. Dans tous les cas, la biochimie de l'accoutumance est en place. A partir d'une telle analyse, les produits de substitution semblent bien sûr adéquats, sous réserve que la neurochimie sache qu'il ne faut pas résumer la toxicomanie à l'action d'une seule molécule. Car l'être humain est une merveilleuse usine complexe.

IV

LA CRÉATION SCIENTIFIQUE

La médecine est désormais évolutive, fondée sur l'imagination des chercheurs et la mise au point de nouvelles méthodes. Newton découvre la loi de la gravité en voyant tomber des pommes, le moine Gregor Mendel les lois de l'hérédité en observant les pois dans son couvent de Moravie. Des cultures de microbes peuvent être souillées par les champignons et Fleming découvre ainsi les premiers antibiotiques. Dans certains cas, les progrès sont rationnels, dus à un raisonnement logique antérieur. Ainsi pour ma thèse traitant des leucémies. Un : pendant les années 1925-1930, des savants japonais avaient constaté l'apparition de cancers sur la peau de lapins frottée au goudron, premier fait. Deux : la moelle osseuse est un organe qui fabrique les globules du sang. Conclusion : si le goudron est introduit dans la moelle osseuse, et s'il apparaît des leucémies, cela renforcera mon hypothèse de la nature cancéreuse des leucémies. Dans ce cas, la découverte est la conséquence d'un raisonnement préalable. Dans d'autres cas, c'est l'observation de faits fortuits qui conduit au progrès. D'où l'idée de transfuser un sang nouveau au malade. La création scientifique est, selon les cas, tout à fait rationnelle, ou bien suscitée par une série d'événements.

Il y a similitude entre la création du scientifique et de l'artiste. C'est une attente vers le hasard, la spontanéité de la découverte. Vers l'incertitude, la surprise. Un jour, François Jacob et sa femme s'ennuyaient lors d'un dimanche pluvieux. Ils vont au cinéma. Le film est médiocre. L'ennui continue. François Jacob rêvasse en regardant défiler les images et brusquement, une idée lui vient, celle de la relation entre les interniveaux nucléiques. Cette révélation a eu lieu de la même façon qu'un poète concevant un poème. Ce germe de l'être entre l'imaginaire et la raison ; entre le conscient et le subconscient ; ce moment, cet éclair entre deux pôles, touche aussi bien le savant que l'artiste ou le poète car la création est mobilisée, avancée. D'autant que la médecine du XXe siècle s'est dépouillée des dogmes, comprenant que les lois rigides s'opposent toujours au progrès. Nos maîtres éminents n'ont pas cru à ce qu'ils voyaient dans le microscope, la première rémission de la leucémie aiguë. Dépasser le dogme, c'est une des lois de la progression en recherche scientifique, c'est poser un regard neuf, un esprit neuf sur un microscope.

Les séparations de l'esprit sont nécessaires. Pasteur était croyant. Claude Bernard athée. Or, Pasteur avait su séparer croyance et science. A quoi, à qui se référer lorsque la définition de la mort change ? Quand les machines font battre le cœur d'un être mort. Nous avons donné une autre définition de la mort. Elle est inscrite par deux électroencéphalogrammes plats. Au XXe siècle, temps de la haute technologie, des nombreux succès scientifiques, c'est un fait remarquable. Et l'hématologue sait maintenant que les caractères du sang dépendent étroitement de la génétique. Mais pas le cerveau. Deux jumeaux vrais n'ont pas le même cerveau. J'ai connu deux jumelles vraies, difficiles à différencier. Mais à cinquante ans, l'esprit de l'une s'est séparé de l'autre. C'est l'éloge de la diversité. Cette diversité dont parlait une fable de La Fontaine, le léopard la porte sur sa peau, le singe dans son esprit.

Il y a trente ans, j'aurais dit : nous allons vers une médecine de collectivité. Or, la médecine individuelle s'étend, cherche des solutions qui ne sont pas d'ordre collectif. Ce qui demeure collectif, c'est l'étude scientifique des séries permettant la comparaison. Tandis que les maladies graves nous conduisent à modifier, changer le traitement, d'après les réactions, variations de la maladie selon les sujets, la médecine s'infléchit donc vers la mobilité de l'être humain, de son monde interne, elle est évolutive plus que la physique, les mathématiques, les sciences dites exactes. Chaque homme étant différent, la médecine s'adapte, selon la spécificité de l'individu après trois semaines de soins. Car la réaction d'un individu diffère selon les médicaments. Le caractère unique de chaque malade est un événement.

Les conditions d'expérimentation d'un nouveau médicament sur un volontaire sain présentent un problème d'éthique. Prenons le cas d'une anémie. Le médicament A donne 50 % de guérisons. Arrive un médicament B, la médecine ignore s'il est meilleur que le médicament A. La seule façon de le savoir, c'est de le comparer par tirage au sort. Cette méthode avait indigné nos infirmières, ainsi que certains membres du Comité d'éthique : juristes, économistes, religieux. J'expliquai alors l'histoire de deux vaccinations lorsque je travaillais à l'Institut Pasteur. Le professeur Calmette découvre, avec Guérin, le BCG, le vaccin contre la tuberculose. Il est impatient de connaître ses effets. Le vaccin BCG est utilisé sans contrôle rigoureux préalable. D'où une longue attente avant que son efficacité soit établie. Quelques années plus tard, deux savants américains, Sabin et Salk, mettent au point le vaccin contre la poliomyélite. Ils forment deux groupes de chacun cinq cents enfants. Après tirage au sort, le premier groupe reçoit le vaccin, le second un placebo. Moralement, cette pratique est contestable car des enfants qui auraient pu être sauvés sont morts. Mais au bout de cinq ans d'études, le résultat fut éclatant. Grâce à la découverte, mais grâce aussi à cet essai, la maladie va disparaître. En fait, cette méthode est moralement nécessaire et nécessairement immorale. Moralement nécessaire car un médicament ne peut être lancé sur le marché sans essai. Mais nécessairement immorale car les gens sont traités en fonction des maladies futures. Aujourd'hui, des médecins viennent d'annoncer leur intention d'expérimenter un vaccin d'un nouveau type contre le sida. Il y a environ huit mille nouveaux cas de sida par jour. Mille enfants naissent chaque jour infectés par le VIH et tous les médicaments qui focalisent tellement l'attention des médias ne concernent que 6 % des patients à l'échelle mondiale. Un vaccin est une des interventions médicales qui pourrait avoir un effet significatif. Il est de tradition pour les chercheurs, les médecins et les scientifiques de franchir le pas. Cela participe de la célèbre mystique pastorienne. Ils vont donc essayer sur eux-mêmes ce vaccin.

« La science m'absorbe et me dévore », disait Claude Bernard. La recherche m'a absorbé lorsque je cherchais la possibilité de guérir la leucémie. La symphonie de l'homme est inachevée. L'évolution n'est pas un éclair entre deux néants. Le cerveau reste l'inconnu. L'inconnu et sa découverte attisent ma curiosité. Les problèmes résolus ne m'intéressent pas. J'aime avancer dans la découverte du fonctionnement du système nerveux, de la moelle épinière. Plus on remonte vers l'amont, plus on s'aperçoit que les régulations se font dans le cerveau. Mon illustre homonyme, Claude Bernard, a démontré que le taux de sucre dans le sang s'élève si l'on pique un certain site du cerveau. Il existe d'autres endroits régulateurs. Et l'un d'entre eux gouverne le fonctionnement de la moelle osseuse. Soit directement, soit par l'intermédiaire des glandes endocrines : l'hypophyse, la thyroïde qui dépendent directement du cerveau et sécrètent des substances qui agiront sur différents points de l'organisme.

V

LE TEMPS D'HIER ET LE TEMPS DISPARU

Il m'arrive de penser à ma mort. Mais elle me touche moins que celle de mes malades et surtout des enfants leucémiques. La mort est venue à moi deux fois. En 1943, avec les cent cinquante jours d'incarcération à Fresnes. En 1994, avec cinquante jours de réanimation à la suite d'un accident de voiture. La position horizontale, pour le chef de service hospitalier que je fus durant trente-cinq ans, voilà qui apprend beaucoup, tant sur la lutte contre la mort que sur le fonctionnement des hôpitaux.

Lors de mes cent cinquante jours à Fresnes, durant la Seconde Guerre mondiale, la mort pouvait arriver tous les jours. J'ai appris la survivance. Dans la cellule, nous étions cinq dans un espace de sept mètres carrés. Un seul lit revenait à un commandant belge de cinquante ans. Nous dormions par terre dans la vermine qui ne nous laissait pas un instant de répit, comme aussi l'attente du lendemain qui déboucherait peut-être sur l'exécution. Je m'occupais, et surtout je résistais, en composant des poèmes. Avec un clou extrait du plancher, je gravais des vers sur le mur. La mémoire de ce temps blessé m'est restée imprimée. La poésie, gravée sur les murs de la cellule 359 m'était à la fois une résistance mentale et une fidélité car je n'ai jamais dissocié les lettres de la médecine.

Le temps de Fresnes était également rythmé par l'arrivée des nouveaux détenus. Notre ouïe captait le moindre bruit. Certains dimanches, le vent nous apportait, venant du stade de la Croix-de-Berny, des musiques de bal. Je n'avais qu'un seul paysage, les murs, les parquets, les grilles de douze barreaux devant le verre dépoli d'une fenêtre. Il en est qui brisaient le carreau afin de pouvoir communiquer avec les autres. Pour certains, l'âme s'agrandit en prison ; pour d'autres, elle se rétrécit. Dans cette cellule, je pensais que la mort est une vieille histoire, que j'avais fait mon tour dans la vie et qu'il fallait quitter ce qui est une absurde foire. Ce qui occupait aussi mon esprit, c'était la résistance que j'allais montrer durant l'interrogatoire. C'est donc que je n'étais pas considéré comme un personnage important. Je ne pouvais me confier. Parmi les cinq prisonniers, il y avait peut-être un mouton. Je revoyais sans cesse mon arrestation. J'avais été conduit au centre de police allemande. Sur le bureau était ma carte d'identité de laquelle dépassait une ordonnance que j'avais rédigée. Ensuite, je fus transféré à Fresnes. Cette ordonnance devait être la cause de mon arrestation. Avant d'entrer dans la Résistance, j'avais soigné l'enfant de l'un des membres du réseau. J'étais arrêté pour ce motif mineur alors que j'étais l'un des quatre membres les plus importants de ce groupe de résistants. La police allemande avait fait fausse route. J'ai été libéré après cent cinquante jours de détention. Lorsque je suis sorti, j'ai repensé à une scène de mon enfance. C'était le 11 novembre 1918. Les cloches sonnaient l'Armistice. Avec mes camarades de classe, j'étais devant le palais Bourbon où Clemenceau haranguait les jeunes. La foule criait : « Vive la fin de la dernière guerre ! » Et pourtant, il y aurait une autre guerre durant laquelle, dans l'ambulance, nous devrions faire un choix entre les blessés qui pourraient être sauvés par une intervention et ceux qui seraient abandonnés.

Depuis ces épreuves, ma propre mort me laisse assez indifférent. Son avenir dans mon être éveille seulement ma curiosité. L'évolution n'est pas un éclair entre deux néants. Cette idée est liée au big-bang, à l'apparition des premières molécules vivantes associées à cette autre idée que nous sommes fichés entre deux extrémités.

La seule question valable me semble être : Que gagnons-nous comme part de responsabilité capable de juger ? Nous verrons. Nous verrons bientôt. La seule chose que je demanderai aux autorités qui me gouverneront après ma mort, c'est un jour de congé tous les trente, quarante ans, afin de revenir sur terre constater l'avancée du progrès. Quelle aventure en perspective !

D'autres formes d'immortalité sont perceptibles. Tel l'enchaînement des caractères génétiques. L'un de mes amis a hérité du don de sa tante, grande musicienne, mais aucun autre membre de sa famille n'avait ce talent. L'immortalité d'Homère et de Shakespeare est dans leurs œuvres qui animent les esprits de notre siècle et de ceux à venir. C'est un beau programme d'immortalité institué par l'esprit. Tous les trois cents, quatre cents ans, une recombinaison génétique peut créer un être qui sera notre semblable génétique.

Comment se manifestent les autres formes de vie ? Le théologien s'arroge le savoir. Et le médecin ne parle pas du même homme que le théologien. Depuis longtemps, je me considère incapable de prévoir ce qui adviendra après ma mort. Donc je tourne la page. Je verrai. Voir signifiant encore une possibilité : le regard sur l'ailleurs. Je partirai avec ce qui compte et détermine l'être. Ce sont les vingt dernières années de la vie où se place la grande inégalité entre les hommes. Avec la persistance ou la disparition des activités de l'esprit.

Depuis que la mort est venue deux fois à ma rencontre, je ne la prépare pas. Je l'attends avec curiosité. Nos contemporains désirent plus ou moins être immortels. Encore un effort, demandent-ils à la science, et nous ne mourrons pas. Mais leur esprit serait-il prêt à supporter l'éternité ? Ils ont oublié que la mort est un progrès. Les premiers êtres vivants étaient des bactéries, des microbes pratiquement immortels car sans reproduction sexuelle. Dans le lointain des temps sont survenues la reproduction sexuée, la différence et la mort.

La mort est liée au temps. J'ai imaginé dans un livre l'arrêt du temps à l'an 2006. Le temps est une invention de l'homme, une de ses créations par commodité, un moyen d'organiser sa vie, son rythme quotidien. Mais le temps n'est pas préalable, c'est un mobile selon l'humeur, la santé, l'amour. Chacun de nous a reçu dans ses chromosomes un don pour l'exactitude, la non-exactitude. Combien de couples se disputent pour deux ou trois minutes de retard. Toute leur vie s'en trouve troublée. Les malades mentaux vivent dans un temps effacé, dissous ou obsessionnel. Le temps de la société est un outil. C'est le temps mécanique, matériel des horloges, non le temps spirituel. Il existe toutes sortes de temps : celui de l'enfant, du vieillard, de l'amoureux, du condamné à mort, du dormeur rêvant ; celui où, en quelques minutes, des années se déroulent.

Que se passerait-il dans le monde de l'achronie ? Ce serait selon l'âme, l'activité des uns et des autres. Si par endroits les trains continuaient de rouler et ailleurs s'arrêtaient.

Je n'ai jamais dissocié ma vie de médecin de celle de l'écriture. Écrivant, j'entre dans un autre temps. Je médite longtemps avant d'écrire. Comme dans l'acte médical. J'aime écrire sans pause ni retouche, sans rature. Je trouve la période de gestation de l'écriture douloureuse. L'écriture participe du temps. Tout comme la médecine où expériences et découvertes le rythment. La médecine actuelle est faite de fulgurances. Elle s'est délivrée du temps mécanique. Elle reste dans la chair et s'approche de l'esprit. Tous les chirurgiens ont voulu toucher l'âme avec leur scalpel. La médecine, si elle ne se satisfait pas dans l'espace mental, s'anime de plus en plus dans l'énergie des nuances spirituelles. Je n'aime pas les limites. Et donc pas les dogmes, ni les horloges inventées par l'homme. La mort qui tourmente toujours le médecin est celle de l'homme, mais aussi de la terre et du temps.

Dans ce livre où il n'est plus de temps, j'ai arrêté l'horloge à

11 heures, 27 minutes, 30 secondes. Pourquoi? Je l'ignore. C'est un hasard peut-être chargé de sens, de beaucoup de facteurs occultes et subconscients. J'écris souvent mes réflexions la nuit où le temps se transforme, s'étend, se défait. En 2006, je n'appartiendrai plus au temps. Dans ce livre, j'ai présenté des hommes, des femmes aux différentes fonctions. Dans ce paysage de l'achronie, certains peuvent continuer leurs actes. D'autres sont inscrits dans la pétrification. L'achronie pour l'homme social serait à la fois une catastrophe et une théâtralité de l'absurde.

En écrivant cet ouvrage, j'ai pensé au peuple de Pompéi pétrifié par la lave, au moment de sa vie, tout comme à celui d'Hiroshima et de Nagasaki. A Pompéi, les visiteurs du XXe siècle observent ces corps. A partir de la bombe nucléaire, l'homme a changé. Je fais analyser cette achronie par un conseil de sages : scientifiques, écrivains, philosophes, politiciens, poètes. Diverses et riches sont leurs réflexions, mais le cercle restera clos. Comme pour moi. Une nuit, j'ai trouvé la réponse. Elle est donnée par les molécules. Celles-ci étant le tissu du cosmos et de l'être. De tous les êtres vivants, du plus humble au plus élaboré. Des crustacés aux hommes qui sont parents. Elles seules pouvaient expliquer l'achronie. Elles sont mobiles, libres. Ce sont des architectes universels régis, créés, pour certains par un Dieu, pour d'autres par le Cosmos. Les molécules, des monades déifiées, font le passé, le présent, l'avenir.

Certains philosophes considèrent que le temps et l'espace sont les deux données fondamentales. L'espace bien sûr existait avant l'homme. Mais le temps chronométrique est une invention de l'homme. Comme l'ont affirmé Proust, Valéry, Bergson et Prigogine, le temps est fondamental, antérieur à tout. La pensée universelle existait-elle avant le big-bang? Le saurons-nous jamais? C'est une énigme qui peut-être nous sera révélée après notre mort.

Le philosophe, l'homme de science considèrent deux grands événements : la création de la matière, la création de la vie. Je pense que le troisième événement plus important encore est la création de l'homme. L'homme est très différent du singe. Comment comprendre les motifs de cette différence ?

Le médecin et le temps

Ma vie a commencé au début de ce XXe siècle et va très probablement se terminer avant sa fin. Mon activité de médecin aura couvert à peu près les deux tiers de ce siècle. J'assiste à sa fin, qui est richesse, déploiement de l'être et des connaissances. Avec également des moments d'entropie, de ralentissements, d'attente. Une attente que transformera en événement singulier la présence de quelques hommes ou femmes de grand talent ou de grand génie. Les groupes ainsi seront galvanisés par ce noyau d'êtres. La France fut longtemps la capitale mondiale de la littérature. Tour à tour, l'Amérique du Nord puis celle du Sud sont venues au premier rang. Le XVIIIe siècle français fut celui des auteurs-philosophes. Mais il n'y eut pas un seul grand poète entre Racine et Chénier. Il fallut attendre un siècle le triomphe du romantisme. Comment expliquer ces courants dans le temps et l'espace ? Ces périodes de purgatoire et de lumière. Est-ce l'effet du hasard génétique ? Ou bien de lois que nous ignorons ?

L'homme a le choix entre le néant et la mutation, ou, troisième hypothèse, il peut demeurer tel qu'il est. Tout dépend du temps et si l'on raisonne en siècles ou en dizaine de milliers d'années. J'attends certes la suite avec beaucoup de curiosité sans tenir compte des hypothèses religieuses trop rigoureuses. Et je n'adhère pas plus aux hypothèses matérialistes. Nous apprendrons beaucoup du fœtus humain dans l'utérus. Il va connaître une aventure extraordinaire. Il vient sur terre avec une série de réceptions-perceptions, une histoire qui s'est déroulée dans le ventre de sa mère. Mais le nouveau-né ne sait rien faire. J'imagine une catastrophe atomique. Le monde est détruit, sauf une île sur le Pacifique où se trouvent trois nouveau-nés humains et un insecte. Les nouveau-nés humains livrés à eux-mêmes ne savent rien faire. La guêpe repeuple le monde des guêpes. L'intelligence animale est programmée, même si elle s'affine au contact des hommes et se dote d'un complément d'informations et d'actes. Les hommes sont toujours à la recherche de leur alpha. Ils ont délaissé la lune, planète morte, pour Mars. Puisqu'il y a eu de l'eau sur Mars, la vie n'y est plus impossible. Et l'homme se questionne. Quelque part dans l'univers existe-t-il une autre forme de vie humaine ? Il est possible que nous ayons des cousins dans l'espace.

Deux hypothèses peuvent être proposées : soit le hasard a tout créé. Chacun donnera un nom à ce hasard. Soit une volonté gouverne, dirige cette existence. L'apparition de la vie et celle de l'homme peuvent être dues à des hasards de molécules se rencontrant, s'animant. Le hasard a participé à l'une des grandes découvertes de Pasteur. Un technicien ayant réglé insuffisamment le chauffage du laboratoire : les bactéries se sont développées en cessant d'être virulentes. Un vaccin était né. Le hasard, conjugué au génie de Pasteur, fut à l'origine de cette grande découverte. Car il faut un génie pour interpréter. Et je constate que du scientifique au poète, les méthodes créatives sont les mêmes. Einstein disait : « L'imagination est la plus scientifique des facultés. » Ceci implique de ne jamais se reposer dans la victoire. Une découverte en contient une nouvelle. Le monde de la recherche est étendu. Un problème est résolu, un autre se pose.

La médecine s'est déployée dans l'empirisme. Elle a chassé la médecine glacée, dogmatique. Elle a fait disparaître le Diafoirus de Molière, le docteur Knock de Jules Romains. Ceux qui employaient un langage abscons tenaient à dominer leur malade. Ce médecin se voulait tout-puissant, voulait tenir la vie du patient entre ses mains. Dans un deuxième temps, la médecine devenant efficace, les mots se sont raréfiés, disant l'essentiel mais sans expliquer la maladie au patient. Cette attitude s'est modifiée d'autant que les malades sont informés par la diffusion des connaissances. Mais ils doivent éviter l'agitation médiatique où une goutte d'eau est regardée à la loupe. Et, sous la couche du sensationnel, l'essentiel n'est pas même entrevu. Mais nos contemporains interrogent la médecine, une médecine de plus en plus efficace. Les malades, c'est leur droit, demandent des explications. Il convient de dire les mots justes. De prendre les décisions difficiles ensemble. Le médecin donnant son avis ; la personne concernée prenant sa décision à condition d'être correctement informée.

Deux révolutions ont suscité la naissance de la médecine comme discipline scientifique. La première, vers 1860, est due à Pasteur et à Claude Bernard ; la seconde, vers 1950, est la conséquence des progrès de la biologie moderne. La médecine en tant que science a deux vertus majeures. Elle est objective, elle est une constante recherche.

Longtemps limitée aux urines mirées, aux pouls comptés, la médecine apprécie objectivement et mesure les désordres qu'elle a charge de prévenir et de traiter. Elle a tiré le plus grand bénéfice des progrès de la physique et de la chimie. La structure des molécules qui composent le corps humain peut à tout moment être précisée. La recherche médicale tient son importance et sa difficulté de l'homme et de la coopération étroite entre diverses disciplines. Ainsi dans un Institut de recherches sur le cancer, voisinent et collaborent les physiciens avec leurs radiations, les chimistes et leurs molécules, les généticiens, très chimistes actuellement ; les virologues, les cultivateurs de cellules, les immunologistes et leurs espoirs ; les spécialistes de greffes, les pharmacologues et leurs médicaments ; les cliniciens et l'observation rigoureuse des malades ; les statisticiens, les hygiénistes, les géographes.

Cette orientation scientifique de la médecine est justifiée par la haute qualité des résultats obtenus tant du côté de la thérapeutique que du côté de la prévention.

Au chevet de cet enfant atteint de méningite tuberculeuse qui, jadis, mourait toujours, qui, aujourd'hui, guérit presque toujours, nous pensons à la recherche médicale qui donne la vie.

Il n'y a pas deux classes de médecins. D'un côté, les médecins à tendance empirique ; de l'autre, les savants, dogmatiques, parfois cruels. Le grand malheur pour un malade c'est d'être soigné par un médecin ignorant. La conscience sans la science est inutile. La sensibilité, même sincère, qui cache l'incompétence est dangereuse. Une solide instruction, constamment renouvelée est le premier devoir du médecin. Une des plus grandes fautes que puisse commettre ce médecin est, par insuffisance d'information, de ne pas pratiquer à temps l'examen biologique indispensable au diagnostic, de ne pas appliquer à temps le nouveau traitement, seul capable d'entraver l'évolution fatale. Tous les apitoiements sont dérisoires lorsque ces fautes ont été commises. La bonté au surplus est-elle le privilège des sots et des ignorants ?

Au médecin moderne, entouré de machines, habité par des chiffres, de veiller à ne pas s'éloigner de son patient. Bien au contraire, grâce au progrès de la thérapeutique, l'acte médical prend toute sa grandeur.

Rien ne doit être perdu de la bonté, de l'amour du prochain, de la profonde solidarité avec celui qui souffre sans lesquels il n'est pas de médecine. Mais cette bonté, cet amour, cette solidarité s'intègrent maintenant à une médecine efficace, en la renforçant souvent, et l'assouplissant parfois.

L'honneur de la médecine et sa difficulté sont dans une alliance du devoir de science et du devoir d'humanité. Le malade est un être humain avec ses soucis, son désespoir, ses difficultés que le médecin devra tenter de comprendre, de partager parfois, de soulager ou d'atténuer. Cette alliance de la science et de l'amour est nécessaire, quelle que soit la forme de médecine exercée.

Un grand danger demeure qui menace la médecine, les médecins, et en conséquence les malades, le danger de l'agitation, de la bousculade, de la vie haletante. Le médecin de campagne rentre à onze heures le soir après une journée épuisante et doit ressortir pour d'autres visites urgentes. Le médecin de banlieue voit trente consultants dans son après-midi. Le médecin d'hôpital exerce simultanément sa triple fonction de soins, d'enseignement et de recherche. Il siège dans les commissions, les jurys d'examens. Puis il revient vers ses malades. Telles étaient mes fonctions. Tous ces médecins sont écrasés par les nécessités, les urgences. Or, plus qu'aucune autre activité humaine, et surtout depuis qu'elle est devenue complexe et efficace, la médecine demande du temps, le temps d'aller vite quand cela est nécessaire. Il faut du temps pour faire court. Le temps des confrontations et des discussions lorsqu'elles sont utiles. Le temps des longs entretiens avec le patient.

Pour résoudre ce problème, il faut envisager la formation d'un nombre suffisant de médecins. Une répartition géographique efficace de ceux-ci. L'organisation rationnelle de la vie de ces médecins. Les solutions sont connues dans leurs grandes lignes. Il est urgent que les pouvoirs responsables étudient ces solutions, les complètent et, songeant aux malades, aux dangers d'une médecine hâtive, donnent au médecin le bien le plus précieux : le temps. Le temps, mais aussi la sagesse. Il faudra résorber cette cruelle discordance entre la rapidité récente des progrès de la connaissance et la lenteur des progrès de la sagesse.

L'alliance aussi de la science et de l'amour. Ce sont les progrès de la connaissance qui permettent au médecin d'apporter au malade qui se confie à lui un secours non seulement affectif mais efficace. C'est l'amour du prochain souffrant qui souvent conduit, inspire les développements de la recherche.

L'alliance ensuite de la science et de la culture. Souvent, je lisais un poème, je reposais le livre en méditant la strophe juste apprise et soudain surgissait une idée neuve, inattendue qui peut-être allait orienter heureusement la recherche biologique en cours.

J'ai connu tour à tour la médecine inefficace et pompeuse, les premières espérances, l'incrédulité, les confirmations, la révolution de la thérapeutique et de la biologie qui transforment le destin des hommes ; les enfants naguère condamnés, maintenant sauvés ; l'ouverture de domaines nouveaux, de nouveaux périls, de nouvelles espérances.

J'ai connu l'ingratitude et la gratitude. Deux groupes d'ingratitudes. Les ingratitudes personnelles de celles et de ceux qui vous doivent tout, et d'abord la vie, et n'en témoignent aucune reconnaissance. Ingratitude, disait Shakespeare « pareille à la violence perverse du vent d'hiver ». Et les ingratitudes générales de nos contemporains. La médecine leur a beaucoup donné. Ils oublient ces dons. Ils critiquent sévèrement la moindre insuffisance. Ils voudraient des médecins parfaits (c'est un vœu raisonnable), des médecins constamment efficaces (c'est un vœu difficile à satisfaire).

Mais ces déceptions qui m'ont blessé et me blessent encore ne sont rien comparées à de grands bonheurs. Le bonheur que m'ont donné le sourire et la main tendue de ce petit garçon guéri quittant l'hôpital. Le bonheur des malades restés reconnaissants longtemps après la fin heureuse de leur maladie, et leurs lettres, chaque année, en marque de fidélité.

Déjà, avant d'être président, Charles de Gaulle pressentait qu'une restructuration de la science s'imposait. Et il lui accorda des crédits importants. C'était en 1958. Le Comité qu'il créa comptait deux mathématiciens, Lichnerowicz et Germain ; quatre physiciens, Ponte, Aigrain, Trombe et Taranger ; deux chimistes, Letort et Sadron ; un historien, Chevalier ; un agronome, Dumont ; deux biologistes, Latarjet et moi.

Dès le douzième coup de midi, de Gaulle arrivait. Chacun de nous devait exposer ses projets en cinq minutes. Le Général avait donné priorité à la biologie moléculaire. Il avait retenu que j'avais proposé de déployer les recherches vers le cancer et la leucémie. L'argument étant que ce domaine ouvre un champ de connaissances dans quantité de disciplines scientifiques, notamment les maladies génétiques.

Tous les trois ou quatre mois, nous siégions en Comité interministériel à Matignon, sous la présidence du Premier ministre, Michel Debré, avec les ministres compétents. J'insiste sur l'importance des dossiers transmis au ministre de la Santé, ils doivent être faits de clarté et de précision. Il ne s'agit pas de remettre un rapport théorique mais d'informer en profondeur les membres du gouvernement afin que leurs décisions soient éclairées, libres de tout parti pris économique ou politique.

Nous avons profité d'une volonté présidentielle et gouvernementale forte, efficace. Ainsi nous avons formé les grandes imaginations de l'avenir.

Puis, en 1964, d'un même élan, Georges Pompidou a créé le « groupe 1985 ». Cette année-là, nous annoncions déjà les événements importants du monde médical et surtout celui des dépenses de santé qui deviendraient insupportables à la fin du siècle. Notre étude prospective permit d'extraire quelques figures de l'avenir tournées vers l'action, la recherche médicale française en fut ranimée. Elle s'étiolait entre la fausse éloquence, les préjugés, la vanité, les séquelles de la guerre. Elle a montré qu'elle ne pouvait prendre son essor que lorsque ses projets s'inscrivent à l'intérieur d'un plan de plusieurs années.

Nous nous avançons vers la médecine du XXIe siècle, elle sera de prévention, de prédiction. Elle parviendra assez souvent à éviter l'apparition des maladies. A remettre de l'ordre dans le corps. A corriger les cellules malignes au lieu de les détruire. Tout à la fois, elle reconnaîtra le caractère unique de chaque homme et s'efforcera d'être universelle. Cette médecine mondiale par les médicaments européens soignera les malades du tiers-monde.

Toute médecine est une recherche. Tout médecin, quelle que soit sa place, peut contribuer à ce progrès. La médecine est amour.

Le temps de l'autre voyage

Qu'emporterai-je dans mon dernier voyage ?

Je ne crois pas en un au-delà avec des anges auréolés et sonnant de la trompette. Mais il y a autre chose que cette existence.

Qu'emporterai-je dans mon dernier voyage ?

Peut-être l'éclat des nuits de pleine lune où, couché dans le fossé, j'attendais le parachutage des résistants. Et la couleur violette d'une nuit de Cassis un jour d'octobre 1942. Mais un peu plus tard, la lune s'est levée et tout est devenu blanc. Nous ramions silencieusement entre les murailles de la calanque. A peine étions-nous en pleine mer, la felouque anglaise était là. Elle était venue, tous feux éteints, de Gibraltar, évitant les sous-marins, les avions ennemis.

J'emporterai des sourires d'enfants quittant l'hôpital au bras de leur mère. J'emporterai mes marches nocturnes dans la nuit de l'hôpital avant de décider d'un traitement. J'emporterai mes heures de recherches, l'œil rivé sur le microscope. J'emporterai la douleur des malades et leur convalescence, leur santé nouvelle et le temps retrouvé de l'harmonie. J'emporterai des alliances entre la science et l'amour, entre la science et la culture. L'alliance entre la recherche, la médecine d'une part, le temps d'autre part. L'alliance entre l'activité du chercheur, du médecin et de la modestie.

Et puis j'emporterai cette campagne du jardin du Luxembourg où sont mes souvenirs d'enfance, d'adolescence et mes souvenirs d'aujourd'hui. Et le souvenir de la boutique *Les Délices de l'âge d'or*, tenue par une vieille dame très menue, très vieille, très ridée, toute vêtue de noir, qui nous vendait ses trésors : dragées d'anis très blanches, jujubes, réglisses variées, en rubans, en bâtons, en rondelles, et même parfois un verre de la boisson tiède, douce, écœurante, appréciée, appelée coco. Un peu plus loin dans le jardin, les chevaux de bois tournent lentement. Vers 1913, nous retrouvions généralement nos amis autour du verger, près de l'allée qui borde la rue Auguste-Comte, face au lycée Montaigne. Nos jeux préférés étaient les barres, aujourd'hui abandonnées et les billes, billes communes roses ou grises, et magnifiques agates, obtenues après de rudes combats. Les marchands de marrons d'hiver ont disparu mais les marchands de glaces d'été sont toujours présents. Tantôt je marche au long des allées du Luxembourg. Tantôt je regarde de ma fenêtre le jardin, un jardin qui tout à la fois change avec les mois, les saisons, les années, et reste le même. Le grand orme qui prenait en automne sa couleur orangée est mort et a été abattu. Sainte-Beuve proche, très grave, est entouré de fleurs très gaies. Tout près sont les poiriers auprès desquels s'organisaient les premiers jeux de notre enfance. Les fruits fameux, destinés aux sénateurs, mûrissent dans des sacs. Les pigeons en mai grignotent les fleurs blanches des marronniers. Sauf ces fleurs blanches, sauf un jeune érable panaché, tout est vert, vert sombre des cyprès et des pins, vert clair des trembles et des platanes.

II

CARNETS
(1970-1978)

L'EAU DU LAC DE MÉMOIRE

Sur le seuil de la porte noire
A gauche, au pied d'un peuplier
Coule l'eau qui fait oublier
Ame pure, abstiens-toi d'en boire

Cherche l'eau du lac de mémoire
Des gardiens sont sur le bord
Tu leur diras: Je crains la mort
Je suis fils de la terre noire

Mais aussi du ciel étoilé
Je meurs de soif. Laissez-moi boire
Sur le rivage non foulé
Ils t'offriront l'eau de mémoire.

Du flot glacé tu goûteras
Et parmi les héros tu vivras.

(Tablette de Petolia en Eubée IV
in *La Couronne et la Lyre*, Anthologie de poètes grecs,
traduction de Marguerite YOURCENAR.)

1970

22 JANVIER. Comité de direction de l'Institut de recherches sur le cancer à Villejuif. Toute la glorieuse biologie moléculaire est là. Jadis si méprisante. Aujourd'hui très courtoise. Jacques Monod m'a dit un jour: « Deux périodes dans mes relations avec la médecine. Première période: je méprise tous les médecins. Deuxième période: je méprise tous les médecins sauf Jean Bernard et Hamburger. »

7 FÉVRIER. Dîner chez Louis Joxe avec Chagas qui repart pour le Brésil et Creyssel, ancien collaborateur de Louis, qui vient d'être nommé directeur administratif du CNRS. Les Degas aux murs; la Seine presque marine sous les fenêtres. La culture de chacun est si profonde qu'elle n'apparaît pas en tant que telle mais est la substance même de la vie et ce soir de l'entretien. Louis Joxe conte à nouveau ses relations avec Khrouchtchev et la fameuse soirée des proverbes qu'il termina par: « Quand tu soupes avec le diable, prends une longue cuillère. »

15 FÉVRIER. La presse médicale annonce la mort de Pierre Jourdan. D'abord une volée de souvenirs anciens, un peu vagues, sa maîtrise lors des épreuves orales d'internat auxquelles tout jeune

étudiant j'assistais, sa maîtrise (et aussi son indifférence) de conférencier, les dames, qui croyaient occuper sa vie, allant à sa rencontre au retour de la Croisière Jaune, l'une à la gare de Lyon, la deuxième à Athènes, la troisième, qui gagne, jusqu'à Beyrouth.

Et le souvenir très précis de décembre 1942. Nous sommes chargés, Odette X (qui sera passagèrement Odette Churchill) et moi, d'aller porter un message important à Arles à l'épouse de Carte (Mme André Girard). Train de Marseille à Arles. Wagon-restaurant plein d'officiers allemands. Retard tel qu'à l'arrivée à Arles, le couvre-feu a commencé. Guillain de Bénouville (qui depuis..., mais il n'est pas encore général et joue le rôle d'agent de liaison dans le réseau), Guillain de Bénouville, donc, était venu nous chercher. Le couvre-feu nous laisse désemparés et l'attente toute la nuit à la gare occupée par la Gestapo n'est saine pour aucun de nous. Sur la place devant la gare dort une victoria avec cheval et cocher également assoupis. Nous faisons tomber la capote, nous nous asseyons tous trois sur la banquette arrière, Odette entre les deux hommes. Cependant que trotte la pauvre rosse, nous crions, chantons comme des fêtards qui rentrent chez eux. Il fait un grand vent d'Arles, le vent de Toulet et de quelques autres. Les patrouilles allemandes, que nous croisons, sourient avec indulgence. Nous arrivons à la villa où nous devons rencontrer Mme G. Sonnette. Un homme vient ouvrir. Pierre Jourdan, toujours aussi beau. Nous ne nous connaissons pas. Il se retire dans une autre pièce. Quand notre mission se termine, il apparaît à nouveau, et au moment où nous sortons, il prend une rose rouge à longue tige dans un vase et la tend à Odette. Je ne l'ai jamais revu.

1er MARS. La vue noire que j'avais du monde à quatorze ans demeure vraie cinquante ans plus tard avec l'extrême difficulté de l'accord des uns avec les autres, de l'un avec l'autre. Parfois de belles éclaircies qui donnent espoir, puis désespoir et déception quand la nuit revient. Il faudrait être capable d'admettre le noir comme normal, de prendre de courtes joies, connues d'avance comme éphémères, lorsque surviennent de courtes clartés. Ceci pour l'intérieur. Pour l'extérieur, apporter à autrui toute l'aide possible avec la plus grande gentillesse possible. Pour l'intérieur et l'extérieur, maintien de la dignité quelles que soient les conditions.

10 MARS. Vers 1960, l'évolution des sociétés et des économies modernes vers des systèmes étatiques et socialisés paraissait assurée. Les succès spatiaux des Soviétiques, les désordres occidentaux, l'opinion des augures, tout allait dans le même sens. Les profits excessifs devenaient honteux. Ils étaient tolérés comme les dernières séquelles d'une barbarie en voie de disparition.

Dix ans ont passé. Tout a changé. Pour deux raisons principales : 1) Le terrible enchaînement de l'ère des tyrannies, un peu oublié, est redevenu cruellement évident ; 2) Les progrès techniques rendent en Occident à peu près acceptable la vie des trois quarts de la population. Les tenants du profit, qu'on avait crus à tort découragés, ont repris vigueur et chantent l'honneur de la richesse. Des autoroutes aux hôpitaux, l'État est écarté et remplacé par ces hommes du profit. Si ces hommes du profit ont la sagesse d'accepter de limiter leur gain, s'ils songent aux 25 % de misérables d'Occident, aux 90 % de misérables d'Orient et du Midi, ils peuvent être victorieux et pour longtemps. Mais cette sagesse leur a toujours jusqu'à présent fait défaut.

18 AVRIL. Cambridge, où je suis pour deux jours. Après une séance de travail, je m'échappe et je vais seul à travers la ville et le long des collèges. Bizarres ailleurs, les longs cheveux des étudiants leur donnent ici l'apparence de jeunes seigneurs shakespeariens, ceux des *Deux gentilshommes de Vérone*, ou de *Peines d'amour perdues*. Comment expliquer le calme très remarquable de la jeunesse anglaise au temps où prenaient feu les étudiants de Berkeley, Paris, Stockholm, Rome, Varsovie, Tokyo ou Belgrade ? Par l'habitude perdue depuis si longtemps des révolutions ? par la liberté qui leur est donnée ? par le hasard ?

26 AVRIL. Réunion de musique chez François Aman-Jean. Deux demoiselles, l'une chante, l'autre est au piano. Chausson, Fauré, Debussy, Duparc correspondent aux tableaux d'Aman-Jean. Dans cet appartement de la rue Cassini, par le goût de Charlotte, chaque étoffe, chaque toile, chaque meuble, le fichu ici, le vase là, sont à leur place, et enchantent. Arrivent les auditeurs, eux aussi de 1900, avec leurs surdités, leurs boiteries, leurs courbures, toute beauté, toute vigueur perdues. Leur assemblée est horrible. Et je me prends à souhaiter quelque avatar qui de ces vieillards, de ces vieillardes, ferait soudain autant de meubles, de tapis, de châles améliorés par l'âge et portant avec eux la douceur du début du siècle.

11 MAI. J'écris en attendant, sur la terrasse de l'aéroport d'Athènes, l'avion qui doit me reconduire à Paris. D'un côté la mer, de l'autre des montagnes pelées avec de-ci de-là une maigre verdure. Ai-je eu tort, ai-je eu raison d'accepter cette cérémonie de Thessalonique, le titre de docteur *honoris causa*, la robe byzantine. Si modeste que soit l'affaire, il est sûrement très déplaisant de paraître approuver le régime. Un refus eût été meilleur que l'acceptation. Mobiles de l'acceptation : la tentation (modeste) d'un autre titre ; plus encore la conséquence lointaine de la suppression du Congrès d'hématologie de 1967 et la crainte d'exagérer l'importance du sujet et de désobliger ceux qui m'invitaient. Il y a eu des éléments positifs : le doyen ou vice-doyen, faisant mon éloge, a rappelé ma prison et indique que c'était un devoir de résister à l'oppression, un devoir surtout pour les universitaires. S., mon ancien assistant dont l'orientation est claire, était tout heureusement surpris, remué.

26 MAI. Après dix-huit mois, à nouveau l'Amérique. Houston paraît composé de trois éléments, quelques beaux parallélépipèdes de pierre, de terre et d'acier, une vaste zone de terrains vagues, de prairies, de mauvaises bâtisses où l'on respire à la fois le souvenir des pionniers et l'indifférence des modernes,

enfin des routes, dix, cent, mille routes se superposant, se croisant, se rejoignant et se quittant, mobiles et vivantes tant est constant le flot des voitures.

Dimanche, séance d'ouverture de ce congrès dans l'un des parallélépipèdes. Garçons barbus et filles échevelées distribuant des tracts à la foule monotone qui s'enfonce dans la salle, des tracts contre les vieillards (les jeunes meurent, les vieux profitent), contre la guerre au Cambodge et au Viêt-nam, surtout contre Agnew, vice-président des États-Unis. La salle est une sorte de grand stade couvert avec dix mille places. Se succèdent les discours d'usage. Puis je vois des policiers supermusclés se disposer aux étages. Arrive Agnew qui n'avait donc pas osé ou pas voulu assister à toute la séance. Il commence de parler. Il est interrompu par les cris d'étudiants dispersés dans le public. Il se tait, reste en place. Les cris se font plus forts. Les vociférants s'assemblent dans l'allée centrale et s'en vont. Des congressistes, en nombre modéré, les suivent. Tout s'apaise. Agnew est resté calme, plutôt content m'a-t-il semblé (un instant m'a traversé l'idée d'un accord avec les vociférants). Puis il reprend son discours.

Le lendemain, en ouvrant le colloque auquel je participais, Henry Kaplan fait franchement allusion à l'incident. Il est de ceux qui sont justes. Il désapprouve fortement la présence du vice-président, non seulement à cause de l'Asie, mais aussi à cause de sa constante hostilité à l'université, à la recherche, à la science. Le comité du congrès n'est pas responsable (on avait invité Johnson, Texan, voici quatre ans ; l'invitation passa à Nixon, Agnew vint). Mais lui, Kaplan, a le devoir d'exprimer sa pensée. La salle applaudit.

C'est bien le grand changement depuis dix-huit mois. Ces universitaires, intellectuels, qui n'exprimaient en 1968 leurs opinions que discrètement, isolément, sont maintenant profondément troublés. Ils parlent, se groupent, ont conscience de leurs responsabilités, portent des boutons pour la paix, affichent les tracts dans leurs maisons. Des hommes aussi différents que Frei ou Holland sont tels.

Derrière eux, autour d'eux, le malaise est grand. La baisse boursière tourmente les financiers. Chacun pense à son fils de dix-huit ans, dix-neuf ans, qui, si un changement n'intervient pas, ira peut-être mourir dans deux ans, dans un an en Indochine. Frei me dit : « Il nous faudrait un de Gaulle, un homme qui ait le courage de transcender la situation présente sans songer à l'avenir et qui rapatrierait d'un coup sans condition le corps expéditionnaire. » Tout ce désordre grave s'allie aux merveilles de la technique, avec (ici) la richesse du pétrole, avec cette partie de baseball qu'improvisent les enfants, dans un terrain vague, en pleine ville, sous la fenêtre de l'hôtel où j'écris.

Olivier Long, qui dînait à la maison la veille de mon départ, tient le désordre pour universel. A la période d'effort et de construction qui a suivi la guerre, succède une période d'anarchie au sens propre, une période où les structures se défont, où les responsables ne croient plus à leur action.

Où, comme le gouvernement français et son chef, ses chefs n'agissent que pour le présent, le petit profit du moment. (Enrichissez-vous.) De Gaulle est loin dans sa solitude. Louis Joxe, que nous étions, l'autre dimanche, allés voir à Jouy, disait que pendant les trois dernières années, le jugement du Général avait gardé toute sa vigueur et toute sa valeur. Que de différence entre mes deux dimanches successifs, celui de Jouy avec cet îlot du XIXe siècle et les arbres conservés, celui de Houston avec ce XXe siècle qui vacille. Françoise Joxe, ce dimanche, contait l'arrivée des Américains à Alger en 1942, le grand soldat qui se précipite dans une pharmacie (qu'il croyait universelle comme un drugstore) pour réclamer le Coran ; cet autre qui, un soir à minuit, sans doute ivre, veut entrer chez elle. Elle se barricade. Il se lasse et, en partant, lance, déçu, ce cri magnifique : « Que l'Afrique retourne à ses lions. »

28 JUIN. Vendredi 26, je retrouve Jean Hamburger à 11 h 15 aux Champs-Élysées devant *Le Figaro*. Nous convenons des thèmes à traiter et des façons de les aborder. Un peu plus tard nous entrons

dans la cour, puis sommes introduits après une courte attente auprès du Président. Deux toiles modernes dans son bureau éclairent à peine le pesant assemblage de meubles et de dorures alliant l'Empire, les empires, à la IIIe République. L'entretien sera fluide et aisé tant pour ce que Georges Pompidou nous demande (crédits de la Fondation pour le cœur artificiel de Laurens) que pour ce que nous demandons, que Hamburger demande (statut spécial des grands ensembles de recherche comme le sien, comme le mien). Je regarde Georges Pompidou. Son maintien est à la fois affable et solennel. Il est devenu roi. Les gestes sont nobles sans affectation ; la parole courtoise mais dominatrice. Je pense à ce capitaine prince de Borodino du *Temps perdu* dont l'attitude, la voix rappelaient les deux empereurs, amis de ses aïeules. Ici c'est la grandeur du prédécesseur qui a redressé les muscles et l'âme et module le langage.

13 JUILLET. « Es-tu vif François ? » Il est venu la veille de mon départ pour l'Argentine, maigre, réduit à quelques os, épuisé, vêtu presque misérablement d'une sorte de pantalon de tennis et d'un blouson indistinct. Il va, vient, court depuis un mois portant une pleurésie dont les malaises s'entrelacent aux difficultés sentimentales, jadis charmantes, aujourd'hui tristement proches de celles du baron Hulot dans les dernières pages de *La Cousine Bette*. Puis soudain le regard renaît. Il parle de Dostoïevski qu'il relit avec passion, rapproche, imagine, rêve. Je retrouve Ariel. Ariel vieillard est toujours Ariel.

14 JUILLET. Deuxième visite à Victoria Ocampo (la première en 1958, nous étions trois, elle, Borges et moi). Elle habite seule la même maison familiale, sorte de château oligarque, proche de Buenos Aires, immense et glaciale, si glaciale que je frissonne pendant le début de l'entretien. Le thé est un goûter servi autour d'une table de salle à manger. Elle emplit elle-même la tasse qu'un serviteur va porter à chacun. Puis nous allons dans son bureau autour d'un grand feu de bois. Elle s'assied, demeure

droite, parle. Quatre-vingts ans. La direction de Sur. Les amitiés avec tous les grands, de Valéry à Joyce. Le séjour de Bernanos qui croyait trouver un paradis jésuite au Paraguay. Le séjour de Graham Greene qui cherchait à Tucuman la patronne d'une maison Tellier (c'est le mot de Victoria Ocampo) qui serait l'épouse d'un consul. Les séjours de Supervielle (elle dit Jules) et le matin où il s'évanouit après une partie de tennis et où, distraite et rêvant, composant peut-être un poème, elle enjambe son corps sans s'arrêter, sans que Supervielle, qui revenait à lui, comprît cet enjambement indifférent. Il semble qu'elle n'écrive plus guère que des mémoires que sa famille (qui préfère la dignité de l'oligarchie à la gloire de l'écrivain) souhaiterait superposthumes.

4 SEPTEMBRE. *Aizecq.* Braunsteiner, rencontré à Munich et à Salzbourg, tient pour très grave (et très récemment aggravée) la situation des universités allemandes. La puissance, plus encore féodale que mandarinale, des professeurs titulaires est partout attaquée. Étudiants et jeunes maîtres s'associent. Le mouvement est général, Munich, parmi les villes, la médecine, parmi les disciplines, résistent le mieux ou le moins mal. Tout un mouvement de discussion, de contestation, parfois de violence, se développe qui balaye les vieilles structures et commence de déborder hors des universités vers la société. B. voit dans cette turbulence plus sauvage, plus féroce presque que celle d'autres pays, une résurgence des mythes hitlériens avec ce don particulier qu'ont les Allemands d'organiser l'anarchie. D'un côté la richesse, la prospérité, la monnaie la plus sûre du monde, de l'autre cette agitation dont on parle encore peu.

L'Angleterre victorienne a dominé le commerce et l'industrie du monde, s'est jetée dans le rêve de l'empire et a perdu la vraie domination. Deux fois avec Guillaume II et Hitler, l'Allemagne était au bord de la souveraineté économique et a deux fois sombré dans l'aventure militaire et politique. Que feront les États-Unis, maîtres du monde matériel et tentés d'être les maîtres des terres et des politiques ?

La paix d'Aizecq. Les vaches. Je m'enquiers de leur valeur. Deux mille francs. Un microscope électronique vaut cent cinquante vaches. Nos quatre microscopes de Saint-Louis six cents vaches. De quel troupeau pourrions-nous être les maîtres ?

4 OCTOBRE. Dîner avec Michel Debré rue Saint-Dominique. Les convives sont médecins ou ministres d'Affaires médicales (Boulin, Mlle Dienesch). Mobilier style cruellement Empire. Dans un des salons, une plaque rappelle (ou apprend) que le général de Gaulle travailla là entre 1944 et 1946. Il avait, dit Michel Debré, occupé ce bureau pendant deux jours comme sous-secrétaire d'État de Paul Reynaud en 1940 et vint tout naturellement s'y installer au retour de Londres.

Nous nous trouvons assurément dans un monde différent de celui dans lequel nous vivons. Michel Debré, paisible, gentil, très légèrement bégayant comme toujours quand il commence une phrase, anime aimablement la conversation : ses prédécesseurs au ministère de la Guerre, aux Finances. Babou qui fut, au temps de François Ier, ministre trente-trois ans et dont la femme et les filles portent en terre, à l'église d'Amboise, un Christ qui a les traits du roi, les vertus des commandants et des colonels, la sclérose des généraux. Les ministres de médecine lancent quelques vérités premières sur les infirmières et les accoucheurs. Tout ce monde est aimable, autosatisfait.

Le lendemain à Liège, séance de rentrée de l'université et remise du diplôme de docteur *honoris causa*. Robes et ces décorations tremblantes sur le thorax par lesquelles les vieillards couvrent leur vieillesse. Après les rites, soudain tout change : discours du président des étudiants reprenant avec une violente adresse les thèmes connus mais qu'il est émouvant d'entendre parmi les chamarrures, discours du recteur. Petit ministre de l'Éducation se tassant au premier rang.

Trois mauvaises voies sont ouvertes à l'université ; le maintien des insuffisances anciennes, l'aggravation de ces insuffisances avec le retour à Charles X et à Falloux, l'asservissement de l'université aux forces qui, sans songer à l'université, veulent faire sauter la société. N'y a-t-il pas une quatrième voie de changement profond et différent : 1) Nouvelles pédagogies ; 2) Constante adaptation aux évolutions du monde (tantôt en les provoquant, tantôt les suivant) ; 3) Large recrutement à la base. Personne n'y songe. Au moins apparemment.

9 NOVEMBRE. Déjeuner avec Alliot. Petit restaurant dans une petite rue derrière le Collège de France. Feux dans les cheminées. Une musique de Bach assez douce dans l'air. Bien entendu, j'étais en avance. A. arrive à son tour avec un gros chandail blanc à col roulé sous sa veste. Conversation aussitôt facile. Il énumère ses difficultés : administratives (il en vient à bout), humaines (c'est merveille, dit-il, de voir peu à peu s'accorder des hommes et des femmes si opposés au départ), gouvernementales enfin. Celles-ci lui paraissent graves, peut-être sans solution. Olivier Guichard ne pense qu'à être Premier ministre et ne veut pas déplaire au patron. Le patron voudrait assurément réduire le rôle de l'université, développer les écoles professionnelles, éviter toute innovation. Les essais pédagogiques sont condamnés avant d'avoir été entrepris. Les budgets sont réduits. L'autonomie incertaine. D'où grand souci pour l'avenir de Paris VII. Il nous paraît que les deux façons de survivre, les deux raisons de survivre sont la cohésion interne, la gloire externe. Mieux vaudrait donc ne pas aborder les questions essentielles avant les élections, ne pas créer de discordes. Après quoi, on tentera d'avancer à nouveau. Comme nous nous quittons : « Les anthropologues, dit-il, savent que l'amitié naît de rites. Nous venons de créer un rite. »

18 DÉCEMBRE. Conférence à Rome sur l'invitation de l'ambassade de France près le Saint-Siège. C'est une plongée dans un autre monde, un monde irréel et organisé avec ses doux (un vieux cardinal à ma gauche à déjeuner, fils de paysan, presque tendre, ayant fait le bien toute sa vie, nostalgique quand il évoque le passé), ses durs (un évêque plus jeune à ma droite qui déchire

Jacques Monod, et *Le Hasard et la Nécessité*), ses innocentes (les religieuses qui forment la moitié du public devant lequel je parle), ses inquiets (le recrutement se tarit ; tel évêque n'a ordonné qu'un prêtre en quatre ans, les jésuites, qui accueillaient en France soixante à soixante-dix nouvelles vocations chaque année, n'en reçoivent plus que six ou sept. La situation est la même partout dans le monde. On me parle des problèmes d'encadrement. On n'ose pas se demander s'il s'agit du début de la fin de l'Église catholique au moins sous sa forme actuelle).

Un prêtre paléontologue que je soigne, spécialiste de poissons fossiles, chercheur au CNRS, apprenant que j'allais à Rome, l'abbé B. : « Dites-leur bien que la mort a précédé le péché. »

L'ambassadeur, René Brouillet, fin, las, subtil, savant, un homme dont on aimerait être l'ami. Mais il est trop tard. Il préparait Normale avec Senghor et Pompidou (qu'il présenta au général de Gaulle).

28 DÉCEMBRE. Nazelles sous la neige, la Loire encombrée de glaces comme en 1940. Je rends visite à Robert Debré : quatre-vingt-huit ans depuis quelques jours. Très droit avec un blouson rustique. « Pour la première fois en 1970, je me suis aperçu que je vieillissais. Mon oreille est moins bonne. J'ai besoin d'une loupe pour lire. Je suis gêné par ma vue pour écrire. » Après quoi, éblouissant tour de toutes les questions : enseignement, recherche, hôpitaux. Il sait tout, analyse les mobiles de chacun, juge et prévoit. Pourtant quand je m'en retourne vers mon coteau, tout blanc de neige dans la nuit, je m'aperçois que, pour la première fois peut-être, il ne m'a rien demandé, ne m'a chargé d'aucune tâche, d'aucune mission. Est-ce là un signe de vieillissement ?

1971

12 JANVIER. Journées médicales à Dakar. Deux avions pleins de «debs» selon la définition d'O., le seul problème étant de les classer en superdebs, para-debs, semi-debs, etc. C'est une grande tristesse de les voir responsables des liens avec les Noirs. Les debs sont pour la plupart colonialistes; mais, malgré leur état deb, ils ont appris depuis quinze ans à ne plus manifester leurs sentiments. Et de prôner les progrès des élites noires, la prise en main des universités par l'Afrique sans y croire.

Donc, de belles cérémonies telle la séance inaugurale en plein air avec les palmes et les drapeaux frémissant côte à côte et les robes rouges professorales (pour une fois non ridicules) se mêlant aux voiles des dames noires. Mais dans l'ensemble assez peu de Noirs. Particulièrement aux séances dites de travail. Quand je fais ma conférence (je m'étais donné pour tâche de séduire les debs et je crois y être parvenu) l'amphithéâtre est presque entièrement blanc. Il vaudrait mieux supprimer cet apparat néo-colonialiste après tout, envoyer des missions limitées et techniques. L'Afrique vaut mieux que cette fonction de station thermale pour médecins français en mal de vacances gratuites.

21 JANVIER. A midi, première réunion de travail du Conseil de l'unité d'hématologie. Pendant trois heures sont méthodiquement étudiés les problèmes posés qui sont très divers et vont de la finance à la pédagogie. L'apparence est très satisfaisante. L'apparence probablement seulement. Car tout ce temps est perdu. Ou plutôt il est employé à instruire les membres élus, à leur donner le sentiment (l'impression? l'illusion?) de la participation. Mais peut-être cette information, cette participation même idéale sont-elles utiles?

Je passe de ce Conseil au Comité de coordination des unités médicales de Paris VII. Alliot, avec son merveilleux chandail blanc à col roulé, est très admiré par les secrétaires. En séance, singulier dialogue avec Baumann. L'un (A.) voudrait connaître nos motivations, les motivations des étudiants, pense que nous devons préparer une société où la production ne sera plus la seule préoccupation, où les loisirs seront importants, où les questions de qualité l'emporteraient sur celles de quantité et développe lyriquement ces hypothèses. L'autre (B.) vigoureux cheval de labour, ne parle que de son droit à la signature, de la nécessité de préserver, face à l'université, l'autonomie des facultés. Plutôt que d'un dialogue, il s'agit de deux monologues s'entrecroisant comme deux mélopées, chacun poursuivant sa pensée, sans tenir compte de l'autre.

La veille, déjeuner chez Matteo Connet avec les convives habituels, quelques médecins illustres et retraités, le vieux M. Berthoin, aussi doux que lorsqu'il était ministre de l'Éducation nationale et qui parle volontiers latin, de Bénouville qui parle pour deux, pour quatre, pour dix. D'abord agacé puis séduit par une faconde nourrie de culture, je revois notre première rencontre en gare d'Arles en décembre 1942.

27 JANVIER. Commission d'hémotypologie avec Ruffié et les anthropologues dont Gessaint, directeur du musée de l'Homme, qui raconte la visite de son sous-directeur, nommé voici quelques semaines et parti entre-temps en mission: « Monsieur le Direc-

teur, voici un présent en témoignage de gratitude » et de sortir un galet poli des deux côtés (ce qui est essentiel) et récemment trouvé. Les isotopes permettent de le dater : deux millions deux cent mille années. Le double poli signifie l'intervention de l'homme. D'un coup l'apparition de l'homme sur cette terre est reculée d'un million d'années.

Brusque plongée mardi soir dans un monde étrange, le monde du cinéma, de la télévision, de la presse. C'est une soirée privée (à invités sélectionnés) organisée par la Fondation en guise de remerciements (pour remercier ceux qui ont facilité sa mendicité). Mme Pompidou, pendant le film, est bizarrement placée entre Jean Hamburger et moi, tous trois seuls au premier rang. Belle longue robe, beaux yeux bleus, le nez enrhumé et très peu de conversation. Après quoi, souper où se mêlent trois populations, les gens du cinéma, Simone Signoret, Yves Montand, etc., les médecins et biologistes (Monod, Jacob, Hamburger et moi) apparemment descendus d'une autre planète, les dames du beau monde, toutes polymorphes, celle-ci en pantalon grenat, celle-là en jupe ultracourte, ces deux autres en robe de cour. Le visage le plus aigu, le plus intelligent est celui de Jacqueline Auriol ; la figure la plus altérée est de celle de la Callas, vieillie, vieillie. Mais où conduit la recherche médicale ?

25 MARS. Dîner avec Mme Mante-Proust. Un jour, toute jeune fille, elle admire au Louvre un Vermeer, puis le soir elle en parle à son oncle. Il lui décrit ce qu'elle n'avait pas vu, les petits personnages, le mur jaune. Il avait mangé des pommes de terre. Il a un malaise, bref, puis revient à lui. Ainsi se trouvait toute créée, procréée en quelque sorte, la mort de Bergotte que nous récitons presque entièrement ensuite à voix croisées. Comme les sœurs, mères, filles d'écrivains, elle n'accepte pas l'athéisme de Marcel Proust, cherche à trouver les preuves d'une religion dans les quelques phrases qui suivent la mort de Bergotte, mais ne convainc pas. Elle ne sait pas trop comment son grand-père et sa grand-

mère se sont connus. Adrien Proust avait trente-six ans. Les mariages de ce genre étaient très rares voici un siècle.

4 JUILLET. Ne peut-on imaginer une société qui n'aurait plus le profit comme mobile? Après tout, notre société fondée sur le profit, acceptant les microcorruptions, mais refusant les corruptions généralisées, apparaît tout à fait utopique aux sociétés du sud-est de l'Asie qui reposent tout entières sur la corruption. Les sociétés socialistes admettent, sous une forme ou sous une autre, le profit, tout au moins dès qu'elles évoluent. Peut-être le kibboutz israélien est-il un modèle (limité) de cette société sans profit.

Dans cet amour du profit, si profond au cœur de l'homme, quelles sont les responsabilités respectives de l'inné et de l'acquis par l'éducation? Quels changements pourrait-on attendre d'une éducation différente? Rêverie autour d'un ministère du Désintéressement qui aurait cette fonction de redresser l'éducation, de changer les concepts. Irait-on vers quelques désastreuses Icarie ou vers des transformations véritables?

12 DÉCEMBRE. Notre budget (donc notre travail) est devenu un ballon que se renvoient ministères et Paris VII. Chacun nous loue, chacun nous étrangle. Les négociations se poursuivent, mais il a bien fallu informer le Conseil d'unité qui a pris feu. L'un propose une procession-protestation rue de Grenelle, un deuxième l'arrêt de tout travail, un troisième invoque les ancêtres et les principes. Les autorités ne semblent pas concevoir qu'elles jouent avec le feu. L'aptitude à être enflammé aisément est probablement la conséquence la plus certaine de Mai 1968.

Puis déjeuner chez Michel Debré au côté de la fille de Winston Churchill, femme de l'ambassadeur de Grande-Bretagne à Paris; dame un peu grosse, très aimable. Je cherche presque en vain la trace sur son visage des traits paternels. Cependant, la lèvre supérieure de Michel D. devient museau, puis tapir, puis se dégonfle.

Incident allergique ou piqûre d'insecte. Ce changement de forme étant surprenant.

18 DÉCEMBRE. Tantôt on reçoit des prix et tantôt on les décerne. A la distribution des subventions accordées par la Fondation de la vocation, trois groupes d'hommes et de femmes, chacun parqué dans leur secteur, se trouvent sur l'estrade. Les lauréats, garçons et filles de haut mérite, les uns traditionnels, l'ouvrier devenu médecin, la femme de ménage devenue physicienne, les autres surprenants, on voit un dompteur, une licenciée en philosophie, pilote de ligne, un photographe ornithologue. Le jury, assemblage où l'on voit le meilleur et le moins bon. Les donateurs, présidents de riches sociétés qui accordent de toutes petites sommes en échange d'une grande publicité et qui ainsi se forgent une bonne conscience. Le tout est souvent digne et ouvert sur l'avenir, mais parfois englué dans un paternalisme sentimental douceâtre.

1972

16 JANVIER. *Un cas de fièvre académique.* A ce stade de la fièvre, le patient est emporté dans un tourbillon de visites, de démarches qui le submergent, qui submergent son temps. Voici ce dimanche après-midi et le premier répit.

Les personnes âgées. L'un est tout à fait sourd (V.), l'autre presque aveugle (D.); tous deux très bienveillants, tous deux bavards. V. habite une étrange maisonnette boulevard Auguste-Blanqui; il parle et toute une vie, une longue vie, se dessine avec la naissance, puis le développement d'un athéisme antichrétien chez un enfant de famille très catholique, une critique ironique de Lourdes et de ses méthodes. Puis brusquement: «Avez-vous un chien?» et avant ma réponse: «Aimez-vous les chiens?» et il sort la photographie en couleur d'un berger allemand aux yeux tendres, à la gueule rose et ouverte. «Je ne sais si nous avons une âme, mais si nous avons une âme, les chiens en ont aussi une.» Puis il se plaint de la méchanceté des hommes: «Tenez, mon beau-frère» et suit une confuse histoire d'ingratitude. Il regrette d'avoir par ses travaux joué un rôle à l'origine de l'aviation (il a quatre-vingt-treize ans): «Voyez ce qu'on en a fait et vingt avions peuvent détruire une ville.» Revient à l'éducation, attaque le latin. Je le quitte. Le lendemain, D., un peu plus jeune (quatre-vingt-huit ans), évoque aussi sa vie, son amitié avec Mondor et Cocteau, les avenues de l'Académie française, qu'il hanta sans arriver à son but, parle des grands mathématiciens, me fait don d'un livre qu'il leur consacra, le commente, attaque lui aussi le latin (tellement inférieur au français, moins subtil, moins riche en nuances), fait l'éloge de la médecine, des médecins, se tait. Je le quitte.

Les spécialistes. Comme je m'enquiers à la faculté des sciences du laboratoire de M.P. : « Voyez aux vertébrés » et je devine le monde qui, en paléontologie, sépare les vertébrés des invertébrés. Ainsi, pendant une semaine, j'ai découvert l'univers. Les champignons dans la partie gauche du bâtiment des végétaux au muséum, les phanérogames dans la partie droite du même bâtiment, les papillons rue Buffon, les cultures de cellules végétales du côté pair de la rue Cuvier (c'est l'ancien PCN immobile depuis 1924 – je n'y étais pas retourné depuis – avec les mêmes vestiaires pour étudiants, les mêmes amphithéâtres fatigués, les mêmes poussières), les poissons tropicaux côté impair de la même rue, les lierres et leurs virus près de l'École Normale. La fièvre académique se fait végétale, animale, se trouve chargée de rêves botaniques et zoologiques. Des expériences profondes, des réflexions qui paraissent toutes naturelles à leur auteur sont soudain révélées. Ainsi G., grand zoologue, est très sévère pour les animaux domestiques, « des arriérés, des retardés », et loue les animaux sauvages : « le lapin de clapier ne sait plus rien faire, le lapin de garenne, quelle intelligence, quelle adresse et sa danse nuptiale, il dresse l'oreille, la queue, il urine sur le dos de sa femelle. Il urine sur le dos de sa femelle », répète-t-il avec une émouvante admiration.

Les curieux. Ils ne sont pas très nombreux. La plupart parlent d'eux-mêmes ou de leur science ; quelques-uns me parlent de la mienne. Ainsi L.R., physicien et peintre du dimanche, me reçoit au haut du plus bel escalier de Paris (que de beauté dans la courbe d'un escalier) dans un atelier que décorent des toiles débordant de bonne volonté, et se fait expliquer les globules blancs, les globules rouges et le reste, accueillant avec un scepticisme courtois les informations que je lui porte.

Les rapides. Ils sont généralement bienveillants, mais las. Ainsi au Collège de France, W. plein de douceur mais que cela ne traîne pas. F. plein d'ennui (nous faisons les gestes et finissons-en vite) ou encore C. illustre astronome qui a gardé après soixante-dix ans le visage qu'il eut à huit ans et qui, dès mon arrivée, souhaite mon départ.

Ou encore D., président du CNES. Mais lui est appelé au téléphone par son ministre pendant ma visite et gêné d'être indiscret, ne sachant où me mettre, j'apprends toute la politique française de l'espace en dix minutes et les échecs des fusées de Guyane, et la responsabilité de l'étage allemand, et les défauts et les qualités de tel ou tel candidat à d'importantes fonctions. Après quoi mon entretien est terminé.

22 JANVIER. *Intermezzo.* Visite au recteur Mallet pour défendre (et lui demander de défendre) notre budget menacé. Poussière auguste à la Sorbonne (celle du temps des disputes entre Lanson et Péguy). Deux appariteurs musclés, en uniforme bleu fer. Puis changement de monde. Je quitte le monde de la poussière et des surveillants pour un univers étrange mi-surréalisme mi-confiserie (mais la confiserie elle-même est surréaliste). Les murs sont gris perle et rose, les tableaux sont abstraits, rudes et beaux, les sièges, les lampes semblent des bonbons. Long monologue qui part de l'hématologie, passe par un déjeuner à l'Élysée, par l'arrêté en préparation qui va annuler la nomination de Geismar, s'allonge en méandres au fil de sa carrière, Madagascar, Amiens, Paris, rappelle la mononucléose de son fils Pascal, s'épanche en confidences, en projets d'université universelle à laquelle je serai convié. Vigueur mêlée parfois de paradoxe, grande gentillesse. Mais où sont les recteurs d'antan ? Je sors et retrouve appariteurs et poussière.

24 JANVIER. Comme les grandes toxi-infections, comme les fièvres dites typhoïdes, la fièvre académique abolit toute conscience, ou plus exactement affaiblit tout sentiment ne se rapportant pas à l'objet de la fièvre. Parfois se produisent quelques retours à la lucidité, mais ils sont rares, passagers, incomplets. Le malade tantôt est inquiet, agité par une parole, une rumeur, une affirmation non contrôlée, un songe, tantôt apaisé, rendu euphorique par une complaisance, une promesse, un encouragement, voire de simples vœux, tantôt encore tout engourdi, hibernant à l'intérieur de sa fièvre, retournant des pensées toujours pareilles, pensées avant tout arithmétiques faites d'additions ou de soustractions.

DIMANCHE 27 FÉVRIER. Semaine animée.

Lundi. Dîner de préparation du Colloque des intellectuels catholiques. Je ne sais trop pourquoi j'ai accepté. Peut-être parce que persiste en moi en profondeur le vieux rêve d'un socialisme spiritualiste. Sont présents Rémond, doyen ou président de Nanterre, vigoureux et conciliant tout à la fois, Monseigneur Pezeril qui fut jadis vicaire de Saint-Étienne-du-Mont, puis curé de la paroisse d'Hérold, Gabriel Marcel, plus gnome, plus tordu que jamais, tantôt somnolent, tantôt s'éveillant et se lançant dans un monologue pénétrant et fort, plus quelques jeunes hommes en veston et cravate, prêtres en tenue moderne. Le thème du colloque est la vie, celui de la soirée dont nous sommes responsables, la mort. Ma partie est la plus facile ; celle des philosophes et théologiens qui doivent s'adapter aux progrès de la médecine, aux changements du concept de mort, plus difficile. Leur embarras est évident. D'où des digressions ; ainsi le sens de la bonne mort est discuté ; on ignore le moment dans l'histoire de l'Église où les derniers moments prennent toute l'importance qu'on leur donne. Les Évangiles n'en parlent pas. Autre digression sur le suicide. Monsieur P. conte l'histoire d'une étudiante venue le voir pour être convertie le dimanche et qui se tue d'un coup de fusil dans la poitrine le jeudi. Et il a cette parole étonnante : « Elle en a tiré une autre, ce n'est pas elle qu'elle a flinguée. »

Mardi. Cercle Lavoisier. Ici encore je ne sais trop pourquoi je suis présent. Le cercle rassemble des hommes d'affaires, des chefs d'entreprises nationalistes, quelques universitaires, unis initialement par le gaullisme. Mais depuis qu'il n'y a plus ni de Gaulle, ni gaullisme... On écoute un exposé de Frey, ministre, sur les régions. Tout ce monde est épais, lourd de son importance et des bons repas absorbés, sûr de son bon droit, se posant peu de questions, pharisien et satisfait. Ne pas y retourner.

En courant, ou plutôt en roulant sous la pluie, aussi vite qu'elle le permet, je vais dîner chez le recteur Mallet. Heureux changement. Hommes maigres, vifs, désintéressés, intelligents, un peu fous, Lichnerowicz, François Jacob, le botaniste Gautheret et quelques autres de même sorte. Deux projets de Mallet sont à l'origine du dîner, la création d'une université universelle partie de France, l'organisation d'un congrès de bioéthique. F. Jacob explique que l'on est parvenu à obtenir *in vitro* les premières étapes de la croissance de l'œuf humain fécondé et que certains se proposent d'introduire ensuite cet œuf dans l'utérus d'une femme stérile pour qu'il termine sa croissance. *Brave New World.*

7 MARS. Jean Gosset malade me téléphone de Savoie où il se trouvait. Il rentre dans la nuit, se fait hospitaliser dans son service. Je le verrai presque tous les jours pendant une semaine. Avec un gros pansement autour du cou que prolonge curieusement une calotte dentelée sur la nuque, il ressemble en partie à Louis XVIII, en partie à la reine Victoria sur la fin de ses jours. Pendant chacune de mes visites, il grogne, se met en rogne, proteste, crie puis recommence. Je l'examine; entre un de ses collaborateurs; sans penser à l'examen que je fais, il insulte ledit collaborateur, donne des ordres, les contredit, s'apaise trente secondes quand je lui fais courtoisement remarquer que je l'examine, puis repart. La colère est maintenant dirigée contre l'Assistance publique, contre l'Administration, vieilles ennemies de principe de ce manichéen pour qui tout ce qui est d'État est le mal. On ne lui a pas pris son pouls, sa

perfusion est mal faite, etc. Il ne s'arrête même pas à l'idée, que j'émets, d'une responsabilité du chef de service, mais attaque maintenant la Sécurité sociale, les hôpitaux, le ministère des Finances. Cette vitalité hargneuse se vit de la fièvre, du cou douloureux, des bras emmaillotés. Tout un grand et gros corps, où je ne retrouve plus le camarade de mes vingt ans, ondule, se tourne sous les couvertures selon les mouvements d'une méchante humeur. Je sors ; surveillantes, infirmières et assistants sont tremblants dans le couloir. Je les rassure et reviens dans la chambre. C'est bien le mot mouvement qui convient comme dans un concerto. Le nouveau mouvement qui s'esquisse tourne autour de sa propre mort. Il est revenu de la montagne assuré qu'un cancer ou qu'une leucémie allait bientôt l'emporter. Puis le cancer et la leucémie écartés, il a conçu tout à la fois la crainte et l'espoir d'une septicémie. La septicémie éloignée, il pouvait encore être victime de l'anesthésie. Mais tout s'est bien passé. Et le voilà enchanté de vivre, mais honteux de n'être pas mort et transfigurant sa honte en de formidables colères.

30 AVRIL. Dimanche, quatre heures. Visite rue de l'Université à Robert Debré que je trouve devant la porte-fenêtre ouverte de son jardin (toujours un peu triste mais dont les verts ont été éclairés et avivés par la pluie). Il ne m'en veut pas du tout de sa propre conduite pendant la fièvre académique. Entretien affectueux comme si rien ne s'était passé. Il a commencé de dicter ses mémoires et les redicte un peu devant moi : l'enfance à Neuilly, les premiers voyages en Alsace, l'a-religion qui l'a, dit-il, suivi toute sa vie, l'affaire Dreyfus et Péguy navré de le voir s'évader vers la médecine, un voyage au Maroc vers 1908 (« les fous enchaînés dans les fosses, la vente des esclaves et l'on critique la colonisation »), les visites dans le XVe arrondissement de la misère ouvrière, la Touraine, le milieu des châteaux, très libéral, et le monde paysan, la guerre, le retour, la pédiatrie (l'impossibilité de s'intéresser à l'adulte, l'enfant, la nécessaire transformation

de la pédiatrie), un voyage en Allemagne, la montée des périls (la sortie de la commission des réparations avec Pichon, les entretiens sur la démographie avec Landry), un autre voyage en Allemagne devenue hitlérienne, le Front populaire qui montre le poing : « Le fascisme ne passera pas ! », mais les fascistes forgent des armes jour et nuit, la guerre encore, la débâcle. Il s'arrête là.

Lundi. Je suis reçu pour la première fois à l'Académie des sciences. Accueil d'une extrême simplicité, presque froid du président. Grande chaleur amicale des autres. Et le sentiment étrange d'être apyrétique dans le lieu même où la fièvre académique était si éprouvante.

13 JUIN. Soirée Proust au Français qui naturellement lève des souvenirs. Le souvenir le plus ancien. Vieux Moulin. Été 1924. Langueur d'une convalescence. Je sortais tout juste d'une hépatite qu'on appelait alors jaunisse. Le pain était, à cette époque, l'ennemi. Le convalescent avait droit à des biscottes qu'on couvrait de confiture. Le goût un peu fade des biscottes se mêle dans ma mémoire aux premières pages de *Swann* que Suzanne M. avait apporté et que je lisais après elle. Sans peine me semble-t-il. Je ne me rappelle pas avoir connu ces difficultés, ces hésitations que tant d'autres ont décrites. J'ai plongé comme dans une mer, comme dans un univers enchanté dont l'enchantement me saisit encore à chaque nouvelle lecture.

Deuxième souvenir. Juin 1944. Débarquement en Normandie. Dures batailles. Résistance active et sans cesse menacée. François Aman-Jean, plus irréel que jamais, organise ses conférences littéraires à Château-Thierry et me demande d'en donner une sur Proust et la poésie ou plutôt la poésie dans l'œuvre de Proust. Je me vois gagnant à pied la gare de l'Est (le métro devait être arrêté ce jour-là) accompagné de deux jeunes médecins qui préparaient l'insurrection parisienne. Le long de la gare de l'Est, vue du faubourg Saint-Martin, un camion de marchandises, roulant au charbon de bois, acceptant parmi ses sacs et ses fûts quelques passagers. Le trajet fut fort lent, coupé, à cause des menaces de bombardements, de nombreux arrêts pendant lesquels passagers et chauffeur se jetaient dans les fossés. A Château-Thierry, visite d'abord à des cheminots FTP pour fortifier la liaison, éphémère mais singulièrement efficace, établie entre eux et certains services britanniques. Puis soirée avec Charlotte et François. Charlotte choisit et joue les sonates et fragments qui parfois couperont la conférence du lendemain (habituelle discussion sur la petite phrase). François lit les textes de Proust qui feront intermède à d'autres moments.

Le lendemain matin, la vieille demeure est très belle, rien n'est rangé mais chaque meuble, chaque livre, le châle oublié sont là où ils doivent être. Je termine la préparation de la conférence en marchant et en remarchant sous les grands chênes de l'allée de gauche. L'après-midi, la bibliothèque est pleine. Le ciel, pendant deux heures, sera vide d'avions. Et c'est à nouveau l'enchantement. Proust transcende tout un public mi-Giraudoux, mi-Jules Renard, de sous-préfet et sous-préfète, de conservateur de musée, de médecins, de magistrats, de bourgeois charmants, désuets, conformistes, piqués de-ci de-là de quelques aventuriers.

Troisième souvenir. Août 1958. Nous prenons le petit déjeuner au 10e-12e étage de cet hôtel de Shanghai où nous sommes logés. Devant nous le ciel, le port, les grands vaisseaux, les jonques qui courent d'un navire à un autre. Je ne sais comment la conversation vient sur Proust, comment je commence le poème de Paul Morand : « Ombre née de la fumée de vos fumigations... » Mais voici que Jean Mathey, illustre chirurgien du poumon, enchaîne, me relaye, continue et nous poursuivons à deux voix, devant nos compagnons stupéfaits, jusqu'au dandy gris perle et noir.

27 MAI. Long entretien avec Jorge Péries. Il vient me voir avec un certain empressement, assurément enchanté d'être tenu pour le chef de ceux qui manifestent. Enchantement que j'entretiens en lui parlant des quatre mobiles, motifs qui nous inspirent (en proportion variable) les uns et les autres, en glissant que lui seul et moi sommes capables d'une telle analyse dialectique. Il admet

assez vite qu'une agitation sans doctrine n'a guère de sens et accepte l'idée d'un livre blanc sur la recherche médicale où seraient exposés les objectifs, les insuffisances actuelles, les méthodes proposées. Il indique (en réponse à ma suggestion de faire rédiger ces textes par de jeunes chercheurs) qu'il poursuit et développe de grands efforts pour organiser une participation de la base. Après quoi viennent de vifs éloges de l'esprit qui règne dans cette maison, que tout cela m'est dû, que je ne me rends peut-être pas assez compte à quel point mon action est appréciée, estimée. Douce musique à l'enchantement de laquelle je suis près de céder. Mais la lucidité demeure. Mêlée d'étonnement quand il propose un peu plus tard qu'une première rédaction du texte soit faite par Lwoff, Hamburger et moi. Par moment, l'entretien est intime, émouvant ; ainsi il se dit aussi tiraillé entre son travail (mais a-t-il un sens quand persiste tant d'injustice) et l'action politique (mais a-t-elle un sens dans l'état actuel des forces). Nous nous quittons contents l'un de l'autre.

18 JUIN. Variétés. 1) Samedi, conférence à Angers. Auditoire d'abord froid et assoupi qui peu à peu s'émeut et une fois de plus l'étrange bonheur d'avoir transmis une connaissance, de sentir qu'elle est reçue. 2) Mercredi, conférence à Marseille. Sous une pluie de torrent, je vais revoir les calanques de Cassis et tout renaît (1942), Claude Dauphin et Carte imprudents dans le petit restaurant où nous dînons sur la place, l'échec du premier soir, le succès du second, la barque décrochée, le vigoureux effort des rames, la felouque au large, le retour, Odette (Lise, etc.) et deux autres débarquées, les colis sautant de bras en bras jusqu'à la route où se trouve le camion à charbon de bois, notre réunion à tous dans la chambre de ce petit commis des douanes qui la prêtait, l'officier anglais qui a quitté Londres ou Gibraltar depuis dix jours et qui demande avec insistance des nouvelles d'El-Alamein. Puis chacun part dans la nuit et nous revenons heureux à bicyclette sur Marseille. Peut-être le moment le plus émouvant de cette soirée fut-il celui où Odette Samson juste

débarquée, tout au long de la berge de la calanque retrouvait la France, cherchant à comprendre notre vie. 3) Jeudi. Première démonstration de l'enseignement de l'hématologie par ordinateur. Médecins, informaticiens sont assemblés à Saint-Louis. La machine, précepteur obligeant, très intelligent, répond. Entrée dans un monde nouveau. 4) Samedi à Créteil, colloque Lichnerowicz sur la formation continue des médecins. Derrière les thèmes techniques, apparaissent les clans. Les universitaires tolérants, les universitaires autosatisfaits et refusant le changement, les praticiens en délire compensant leur ancien complexe d'infériorité par un complexe de supériorité et de suffisance. Lazarus ressuscite, attaquant avec une nostalgique persévérance les structures, les marchands d'appareils ou de médicaments, tapis comme des Raminagrobis et attendant le moment de s'enrichir. 5) Dimanche. Inauguration près de Brie-Comte-Robert, de la rue Edmond-Aman-Jean. Difficulté de faire (par amitié) l'éloge d'un peintre qui me laisse le plus souvent indifférent.

2 AOÛT. Personne ne songe au 2 août 1914. Pas la moindre évocation dans les journaux. Nous passions les vacances à Bourg-la-Reine (Bourg-la-Reine était donc alors à la campagne). Il devait y avoir dans la famille des souvenirs du siège de Paris de 1870, car nous sommes partis en auto pour Couëron dès le jour de la déclaration de guerre. Je revois très bien l'escale du Mans, les enfants étonnés, le café au lait offert. Pour le reste du voyage les souvenirs sont confus.

4 AOÛT. A l'Académie des sciences, discussion de neurophysiologie. Comme à une question de F. je réponds que je rêve beaucoup, « cela ne me surprend pas, dit-il, toutes les recherches expérimentales montrent qu'un lien existe entre l'aptitude aux rêves et le niveau intellectuel ».

La mort à l'Académie n'est pas un événement triste. C'est un événement normal, attendu, puisque la compagnie assemble de vieilles personnes. C'est aussi un événement chargé d'intérêt puisqu'il provoque une élection, les campagnes, les manœuvres, les visites, la vie en somme.

10 OCTOBRE. A l'entresol, un bureau psychédélique, lampes en œuf, boules de toutes les couleurs, tableaux abstraits. Au premier étage, la grandeur de Richelieu, d'admirables tables hollandaises et anglaises, les fauteuils du grand siècle. Au deuxième étage, l'appartement personnel du recteur. Style 1900. Courbes contournées. Rideaux à taille haute comme les femmes de l'époque. Lalique, Gallé et l'horreur des premiers métros devenus objets de culte et d'admiration.

Nous étions dix dont J. Monod, F. Jacob, J.-P. Soulier, Gautheret autour de Robert Mallet. Objet : la bioéthique et la préparation d'un colloque qui devient Biologie et Devenir de l'homme. Échanges brillants. Le thème assez vague est peu à peu cerné. Pour le recteur, il s'agit de créer, de fonder sur la biologie un sens civique planétaire.

Puis l'on dîne. Après le dîner, ce même recteur (qui dort au milieu des courbes de la Belle Époque, qui organise et prévoit les nouvelles morales) se fait écrivain, critique, parle de Valéry, ne le considère pas comme un grand poète, définit les beaux vers comme des caractères communs à toutes les formes de poésie. Tout ce qui n'est pas caractère commun, les vers symboliques, parnassiens, tragiques, tout cela ne survit pas.

On vient projeter un film sur la recherche à Saint-Louis. Mais quel est ce vieil homme auquel sont consacrées les premières séquences ? Sa voix est ferme, son visage fatigué, ses cheveux tout blancs. Soudain, je me reconnais comme se reconnaît le narrateur découvrant son âge à travers les conversations avec ses jeunes amis aux dernières pages du *Temps retrouvé*. La télévision, le cinéma nous montrent aussi tels que nous sommes, tels que nous espérions ne pas être encore.

Le corrupteur. Soixante-douze ans, l'œil vif, les moustaches tombantes, vaguement Mongol comme le Clemenceau de 1900, il me conte (je ne lui ai rien demandé) comment il rapproche patronat et hommes politiques, comment il organise les subventions, comment il arbitre les différends, comment il fait intervenir la qualité des mets et des vins. (« Et l'on voulait que je boive de l'eau d'Évian. De l'eau d'Évian avec un faisan », dit-il assez drôlement.) Aucune honte, aucun scrupule, un orgueil discret, lié à la mise au point d'une technique efficace.

D'où rêveries sur le futur. Il m'est arrivé parfois déjà de connaître avant les autres ou avant la majorité des autres, tel événement qui allait gouverner, orienter l'avenir. Je revois, voici exactement trente ans, ce petit matin de novembre à Marseille. J'avais su à la fin de la soirée la nouvelle du débarquement. Ma mission était d'écouter les réactions, les opinions quand l'information serait connue de tous. J'errais dès l'aube d'une rue à l'autre, d'un café à l'autre, d'une attente de tram à une autre attente de tram. Et tout à la fois je remplissais sérieusement ma mission et j'éprouvais un bonheur très aigu, très interne de ma connaissance, du trésor provisoire que je portais.

1973

28 JANVIER. Semaine animée.

Lundi. Académie des sciences. Grandeur grise et un peu triste des cours de l'Institut. L'homme des oiseaux, l'homme des abeilles et des fourmis, l'homme des crevettes sont candidats dans la section de zoologie. Les oiseaux l'emportent aisément au premier tour. Le soir, Conseil scientifique de Paris VII entre huit heures et une heure du matin. Côte à côte, joues lisses et barbes touffues. Je m'ennuie et me demande si c'est lassitude ou médiocrité dudit Conseil, la deuxième explication paraissant la plus probable.

Mardi. Cours à Saint-Louis de Philippe Kourilsky (frère de François), jeune polytechnicien passé à la biologie (d'où cheveux longs et chandail rude), très brillant. Lecture rue Bonaparte. Accueil chaleureux. Retour à la maison. Quelques patients. Puis séance d'enregistrement à Europe n° 1 avec le docteur Hermann. *Grandeur et Tentations de la Médecine* vient de sortir. Guy Buchet, jeune chef de la maison d'édition, a organisé de tels entretiens de radio, de télévision. J'obéis avec discipline et sans enthousiasme. Une nouvelle fois (hôpitaux, faculté, recherche), je me trouve jeté dans un système qui a ses règles du jeu et qu'après tout il faut accepter. Puis, dans les salons Le Doyen, réception à propos du mariage d'un petit-fils de Vernejoul, petits fours, potins, courtoisie.

2 FÉVRIER. Très remarquable cours de Jacquard sur la tribu Kelkummer Touareg, dont il a pu reconstituer la généalogie sur deux cents ans. Il part de l'observation la plus simple et s'élève aux mathématiques les plus fortes. Avec au passage un regret, celui de la nécessité de deux parents à l'origine d'un être humain. Les calculs et l'interprétation seraient bien plus simples s'il n'y avait qu'un ascendant, s'il y avait parthénogénèse par exemple. Mais l'expression de ce regret est suivie de celle d'une satisfaction. Car, après tout, il se pourrait que la conception nécessite l'intervention non pas de deux mais de trois ou quatre personnes si plusieurs variétés différentes de spermatozoïdes étaient indispensables pour la fécondation. Il conclut gentiment qu'il ne faut pas trop se plaindre.

Hasard des lectures. Je lis simultanément la *Grande peur des bien-pensants* et les souvenirs de Martin Gray sur le ghetto de Varsovie. De ce côté les misères les plus atroces. De l'autre, l'un des textes qui les a facilitées. Comment Bernanos a-t-il pu, en écrivant un tel éloge de Drumont, négliger, méconnaître les dangers de son livre ?

24 FÉVRIER. Le temps de la douceur. Douceur de Yehudi Menuhin. Nous présentions hier ensemble nos livres chez Guy Buchet. Aux photographes, aux importuns, il répond avec une constante tendresse (ce qui n'empêche pas parfois la confusion). Caillois, critique, académicien, s'approche : « Yehudi Menuhin, nous nous sommes connus ici voici vingt ans ; j'étais votre voisin à un dîner, j'étais le seul dans l'assistance qui n'étais pas musicien. » Y.M. : « Ah, vous êtes médecin sans doute, monsieur. » C. rougit de dépit. Je m'éloigne prudemment.

Douceur de nos syndicalistes. C'est la période préélectorale. Tous les incidents sont apaisés, aplanis. Calme, calme, reste calme.

Douceur des rencontres et réunions autour du livre. Ce n'est plus l'agitation épuisante des premiers jours, mais des entretiens paisibles, des questions affectueuses et profondes.

Court intervalle sans doute. La douceur est rare et brève.

Le père Avril vient dîner. Vieilli au repos (soixante-seize ans), tout jeune quand il s'anime et décrit ses six années à Jérusalem comme prieur de l'École biblique, la guerre des Six-Jours et les bombes sur le couvent, les petits Arabes des camps réfugiés que leurs parents marient à seize ans pour avoir vite des petits-enfants (et l'absence d'enthousiasme du jeune fiancé annonçant : « On me marie ce soir »), les sympathies du Père pour Israël (Maurice Schumann, l'accueillant la semaine passée, lui a dit qu'il était le seul religieux français pro-israélien).

Voici trente ans j'étais accueilli par lui au Saulchoir. Les graves incidents de Marseille. M. perdant un précieux carnet dans un taxi. (Il écrivait tous nos noms dans un carnet et perd ce carnet !) La police suivant chacun de nos gestes. Le généreux avertissement d'un colonel de gendarmerie venant rue du Bailli-de-Suffren. Le départ pour Aix. Quelques jours de répit chez François Spoerry, sous les cariatides, avec le froid et quelques bûches flambantes dans les énormes cheminées. Le compartiment pour chiens dans lequel je passe la ligne à Marmande. Le compartiment pour voyageurs, plein d'officiers allemands dans lequel j'entre ensuite. Je tiens par contenance un journal et m'aperçois, terrifié, qu'il vient de la zone dite libre, je le rentre avec précaution. Les Allemands n'ont rien remarqué. A. retrouvée au métro Censier-Daubenton. Premier asile chez Henriette Noufflard qui paraît peu sûr quand j'aperçois, en tirant le rideau, son concierge enterrant des armes dans le jardin. Ella me conduisit à Étiolles. La générosité du père Avril, sa curiosité aussi. Un mois comme bibliothécaire adjoint de couvent avec de magnifiques livres allant des premiers pères de l'Église à Jean Cocteau. La paix des cellules, des couloirs, du silence.

26 FÉVRIER. François Aman-Jean et Charlotte viennent hier soir m'apporter un tableau d'Aman-Jean, tout en nuances, en gris subtils, n'entraînant aucun enthousiasme d'abord, puis peu à peu vous pénétrant d'un charme désuet et fort comme le parfum d'un aïeul retrouvé dans une armoire. François va mieux, mais reste maigre et ridé. La surdité limite les échanges. La conversation se traîne, puis à un détour il renaît, fixant et cernant une image du Luxembourg, rappelant le boulevard Saint-Michel de son enfance, l'odeur de légumes qui venaient du Sud et de ses potagers.

15 AVRIL. *Kyoto.* Le fidèle Irino, quoique Japonais, me rappelle ce Chinois (inégalement fidèle) qui accompagne le héros de Claudel. Toujours présent, souvent nul au moins en apparence, riant souvent, soudain profond ou semblant découvrir un thème encore ignoré, la vie, la mort, la religion, se présentant en vérité masqué et ne révélant que quelques détails pittoresques de son passé, de sa propre existence.

Conférence en anglais à Okayama. Deux mille hématologistes japonais dans une sorte d'hôtel de ville. J'ai le sentiment très cruel de n'être pas compris tant la salle est insensible. La fin de la conférence ne me donne pas le bonheur souvent éprouvé d'avoir réussi la transmission. Je suis, contrairement à l'habitude, épuisé et non reposé. Mais le soir, table ronde sur le même sujet. Les nombreuses questions prouvent que le cours de l'après-midi a été entendu. L'insensibilité était courtoisie, maîtrise de soi-même.

A Kyoto, les foules envahissent jardins, châteaux, temples. Non pas la foule nonchalante et poétique de Chiraz, mais des bataillons disciplinés avec tous leurs chefs, bannière de reconnaissance au poing et au corps l'emblème qui les distingue, foulard vert pour ce groupe de vieux paysans tout tannés, écharpe jaune pour cette équipe de femmes de ville, uniforme des collégiens à mi-chemin entre Dickens et la Comtesse de Ségur. En 1960, j'avais marché presque seul dans les belles allées sous les cerisiers. En 1973, l'allée est envahie par ces sections disciplinées. Quand les premières vacances ont été accordées en 1936 aux ouvriers, la bourgeoisie a protesté et gémi parce que ses lieux de repos ne lui appartenaient plus et servaient aussi au repos des pauvres. Ces gémissements nous ont indignés. Mais, avec l'équitable généralisation des loisirs, les beaux parcs, les musées, les châteaux ont cessé d'être visibles, deviennent noirs de monde. Déjà Salzbourg en 1970. Ne faudra-t-il pas un jour accorder l'accès à la beauté à chaque homme et non à ces régiments haletants, hagards, et donc utiliser toutes les heures, tous les jours, tous les mois?

Encore le Japon n'a-t-il guère de vacances. Pas de congé annuel pour les ouvriers. Seules les fins de semaine. Tout le pays a remplacé la guerre par le travail. Travail acharné de tous donnant à tous une existence ascétique, à quelques-uns le profit. Les campagnes ont disparu. Tout un peuple pareil et las hante villes et faubourgs. Rien pour le bonheur des humbles ou si peu. D'où le sentiment que tout cela pourrait bien exploser un jour si des conservateurs intelligents (en est-il?) n'orientent pas eux-mêmes l'activité du pays dans d'autres voies.

Tout un peuple pareil? Oui pour les vêtements, non pour les visages. Dans les rues, sur les quais, marchent, courent côte à côte des samouraïs du XVe siècle avec des sourcils épais comme des forêts, les hommes bruns et camus du sud de l'Asie, les filles à peine asiatiques, avec juste cette fente de l'œil relevée que donnait Balzac à ses héroïnes préférées.

16 AVRIL. Vers six heures, j'arrive chez le professeur Hiraki. Je suis aussitôt jeté dans un bain très chaud, vêtu, à la sortie de l'eau, de kimonos divers et somptueux, gris piqués de blanc comme une armure du Moyen Age. Puis méditation devant un petit autel bouddhique. On me demande de faire brûler une sorte de longue allumette. Puis dîner de poisson cru ou cuit, surtout cru. Il faut bien s'y faire. Nuit paisible. La chambre donne sur un jardin de rocaille, de plantes vertes et de fleurs. Pendant le petit déjeuner, discussion sur l'état actuel du Japon. La campagne a

disparu ou presque. Il n'est que villes avec, dans le ciel, la poussière et la fumée de l'industrie triomphante.

Les villes japonaises sont faites de trois parties : 1) De beaux bâtiments pour l'administration, les maîtres ; 2) Quelques maisons agréables pour les seconds des maîtres ; 3) Un profond désordre associant des cabanes du Far West américain autour des pompes à essence et autres nouveautés et l'antique crasse de l'Asie avec de minuscules cahutes, des gourbis, tout cela répandu au hasard sur les kilomètres qui unissent les villes entre elles.

21 MAI. *France.* Le ministre de la Justice, T., m'a demandé de venir le voir. Il s'agit bien entendu de l'avortement. Grand bureau donnant sur un beau parc d'arbres et de pelouses, inattendu place Vendôme. Grand homme d'allure sportive au visage ouvert. Comme c'est souvent le cas lors de ce genre d'entretien, le ministre parle beaucoup plus que le visiteur dont il souhaite recueillir l'avis. Il est très difficile de discerner s'il souhaite réellement cet avis ou si son plan de travail prévoit une liste de consultations qui n'ont d'autre objet que de prouver l'impartialité du ministre. La conversation est amicale, bute quelquefois. 1) La liberté absolue lui paraît peu acceptable pour le Parlement, dangereuse pour la démographie ; 2) La nécessité de créer des dispensaires de préprocréation ne lui apparaît pas évidente. Il confierait volontiers cette tâche à l'école maternelle (il précise avant six ans) ; 3) Il ne croit pas qu'une nouvelle loi diminuera le nombre des avortements clandestins (il a certes raison si la nouvelle loi est très peu libérale). Il croit possible d'établir une sorte de balancement entre les grossesses non désirées (non interrompues) et les adoptions désirées.

Il me semble qu'il essaie sur moi une formule qui sera probablement celle de la loi : « Si la femme est en danger physique, psychique ou moral. »

En allant place Vendôme (j'étais venu à pied du quai Conti par le pont des Arts et la rue de Rivoli), je suis arrêté par un homme grand aux cheveux blancs qui assure me reconnaître et se présente, Maurice Picard: « J'ai eu quelques ennuis avec la Haute Cour puis mon innocence a été reconnue. » Et il rappelle (je les avais complètement oubliées) nos rencontres à l'hôpital militaire à Strasbourg, le professeur Rouquier, neurologue brillant, un peu fou. Et revient à la mémoire ce premier semestre de service militaire, les canaux et l'Ill, la rue des Veaux où j'avais une chambre dans la maison où Goethe peut-être avait aimé, les soldats désœuvrés au long d'une ville, à l'époque, peu amicale, et toutes les images de cette année 1930 si lointaine.

Plus lointaine encore l'année 1926 et le voyage corse. Chigot nous a conviés, Puech et moi, à un déjeuner corse derrière l'église Saint-Paul. Là encore ont surgi les souvenirs oubliés, la traversée sur le pont du bateau Marseille-Ajaccio, l'arrivée avant le petit jour, et une longue attente parfumée en rade avant de débarquer, la marche vers les Sanguinaires et la soif qui en découla, l'insolation du Port de Porto, Ota et l'hôtel des Monts phénoménaux, Calacuccia et l'ascension du Cinto, la nuit surprenante au milieu des bergers, les névés et les schistes glissants des derniers mètres.

Long entretien téléphonique ce matin avec Mlle Dienesch que je connais peu. Toujours l'avortement et la préparation du texte nouveau. Son désir de faire le bien est émouvant. Mais les difficultés sont grandes. D'un côté, l'agitation des extrémistes de la liberté rend malaisée l'adoption d'une loi très libérale ; de l'autre, l'énumération très stricte des conditions risque de conduire à un texte inapplicable et vite débordé. Peut-être la solution est-elle dans la rédaction de textes apparemment stricts mais en vérité très vagues.

Dîner chez Maxime Citroën. Sa femme, fille de Flora David Weill, avenante, aimable ; aux murs Monet et Vuillard. Sous les fenêtres une mer d'arbres. L'argent ne fait pas le bonheur, mais il limite le malheur.

13 JUILLET. Le père Avril vient dîner. Il a peu changé. La même fermeté passionnée et tranquille, la même culture informée de tout, le même courage pour défendre le droit, la même innocence.

Il parle peu de religion, mais surtout de son récent voyage à Tahiti. Il sait probablement que j'ai regretté le soutien ainsi donné à Servan-Schreiber, le triste mélange de la générosité surprise et de l'utilisation politique. Il ne laisse rien paraître et décrit tout uniment les compagnons, les rencontres, le général de Bollardière arrivant sur un petit voilier en pleine nuit, la froideur du gouverneur (il y a encore un gouverneur) et de l'archevêque, le défilé avec les Polynésiens (pas un Français), une grosse dame à jupe courte qui était la princesse Pomaré (petite-fille d'une reine illustre), le faible retentissement, qu'il déplore, de tout cet effort fait pour empêcher les expériences françaises dans le Pacifique.

Il revient ensuite sur un long séjour à Jérusalem, les petits Arabes de seize ans, navrés de se marier, mais contraints d'obéir à leur père, les Palestiniens, qu'il voit se regroupant en Jordanie.

Il décrit ensuite une triste visite au Saulchoir que les dominicains ont vendu et qui est à l'abandon. En l'écoutant, je revoyais mon arrivée fin janvier 1943. Ella me conduit à Étiolles. Naïvement, je laissais pousser une courte barbe. Nous marchons de la gare au couvent. Le père Avril est avide de récits, de parachutages et discret tout à la fois. Je partage la vie de la communauté. La nuit, ou au petit matin, je vais souvent aux offices. Le père Avril prend assurément un grand risque en m'accueillant. Il le fait avec un parfait naturel comme si j'étais un hôte ordinaire, un biologiste fatigué et au repos.

17 JUILLET. Deux ministres dans la journée.

Long entretien téléphonique avec Alain Peyrefitte qui m'a envoyé le projet d'un article destiné, dans *Le Monde*, à répondre à mon texte chinois.

En fait, les acupuncteurs et le directeur du *Monde*, J. Fauvet, utilisent A.P. comme troupe d'assaut pour défendre l'acupuncture. D'où un plaidoyer assez habile qui parle de l'acupuncture comme témoin de la civilisation, mêle le faux et le vrai, les éloges et la critique. Nous parlons sur deux gammes, deux ondes différentes. Je reste courtois. On pourrait évoquer la tentation politique dangereuse pour la médecine, la tentation médicale dangereuse pour la politique. On pourrait tenir l'acupuncture pour un opium du peuple. Je n'en fais rien.

Théâtre du XVIIe siècle, les pièces dont il ne me reste qu'un vers : *Œdipe* : « L'amitié d'un grand homme est un bienfait des dieux » ; ou deux vers : *Le glorieux* : « La critique est aisée, mais l'art est difficile / Chassez le naturel, il revient au galop. »

Quand se terminait presque la soirée organisée par Bessis, le Lionnais à mi-voix me dit : « Réunion manquée. » Pourtant l'idée était belle ! Discuter les idées de l'Américain Paul Weiss sur les formes, les relations de la science et de l'art. Les convives étaient (sur le papier) de qualité : J. Rueff, R. Caillois, Trillat, Aimé Maeght, Pierre Auger et divers spécialistes de peinture ou de philosophie de la peinture. L'assemblée admet une sorte de compromis déterministe pour les grandes choses, liberté pour les petites, extrapolation bien incertaine des conceptions de la physique moderne. La discussion tourne autour de l'identité de certaines formes naturelles, de certaines formes créées par un artiste ignorant des formes naturelles (tel cristal d'hémoglobine, telle image de microscopie électronique). Je crée une sorte de petit scandale en rappelant que l'existence de Dieu expliquerait tout. Un silence gêné puis on parle d'autre chose.

15 NOVEMBRE. Depuis deux jours, colloque sur l'Éducation nationale. J'écris ces notes pendant la séance plénière, sur l'estrade habitée par du beau monde, le ministre Fontanet, deux sous-ministres, Mmes Plouy et Limouzy, le charmant Massé, Beuve-Méry, Bloch-Lainé. Je ne sais trop ce que je fais dans ce colloque puisque finalement on n'aura pas parlé de l'enseignement supérieur, mais seulement de l'enseignement secondaire. Mais au fil des heures, de groupes limités en grandes assemblées, je m'instruis. Je m'instruis tristement. De la gauche à la droite, ce n'est que poussière et sclérose. Parfois tel orateur fonce vers le futur, fait sauter la poussière ; mais il ignore alors les faits, jongle avec les théories, oublie l'enfant. L'enfant est le grand oublié de

ce colloque. Je pense à l'enfant avec sa chair et ses os, ses chromosomes, ses humeurs. On ne peut attendre d'un tel colloque des conclusions immédiates valables. Mais on pouvait souhaiter des orientations, des espérances utiles aux réformateurs de l'avenir, comme ce fut deux fois le cas pour la recherche à Caen. Ce ne sera pas le cas.

Un peu plus tard, déjeuner pendant le colloque avec Fontanet, Massé, Beuve-Méry. Grande simplicité et grand sens du bien public du ministre. Mais l'échange n'est guère fait que de remarques assez générales.

Entre deux séances, entretien avec Beuve-Méry, un peu vieilli, mais très subtil. Il conte les vies de ses enfants, celui-ci Européen à Bruxelles, celui-là médecin à Caen, parle de l'autogestion que *Le Monde*, dit-il, pratique sans le crier sur les toits, évoque l'Europe de Monnet et l'Europe actuelle. Tout cela avec un certain désabusement superficiel et une forte fermeté de fond.

15 DÉCEMBRE. Deux amis : Georges Tournon vient souvent le dimanche à la fin de l'après-midi. Pendant vingt ans, après la mort de sa sœur, il rêvait d'elle une ou deux fois par an. Elle était malade. Il la soignait. Il y avait une grande douceur dans le rêve. Il s'éveillait, navré de la réalité. Lors du dernier rêve, du dernier éveil, la porte de la chambre s'est lentement ouverte. Le vent sans doute. Il a fallu, dit-il, toute ma raison... Le rêve depuis dix ans n'est jamais revenu.

François Aman-Jean, tout buriné, parcheminé par l'âge (près de quatre-vingts ans, dit-il). Son dernier manuscrit est pratiquement refusé par Buchet. Il ignore la relecture, la souffrance en composant. Tout est inspiration. Lorsque l'inspiration est heureuse, le livre est bon. Ainsi ses premiers volumes de souvenirs. Lorsqu'elle est insuffisante, les enfances et les adolescences deviennent bavardages. Vie étrange dans la campagne de Château-Thierry avec sa maladie à peu près équilibrée, sa lassitude, l'amour des livres et des peintres. Ariel vieillard.

Dîner chez Mme D. avec Mendès France et Lichnerowicz.

P. M. F., étonnamment rétabli, vigoureux, intelligent, analyse le monde, l'Orient lointain et proche avec science et lucidité. Une valeur qui aura été presque perdue... Dans un monde de médiocres. La crise actuelle (en France avortement et basse police, partout le pétrole et l'énergie) rend éclatante cette médiocrité.

Course de vitesse à l'échelle du millier de siècles. Le cerveau de l'homme dans deux cent mille ans aura fait des progrès suffisants pour tout maîtriser. Mais l'espèce aura probablement disparu auparavant faute d'avoir su maîtriser les changements imposés par elle à son milieu.

1974

1er JANVIER. A deux heures, long entretien téléphonique avec Saint-John Perse qui appelle de la presqu'île de Giens qu'il ne quitte plus. « J'ai gardé toute mon activité intellectuelle. Je viens de composer de nouveaux poèmes. Je travaille couché, allongé. Mais si je me lève, si je fais quelques pas, mon arthrose cervicale me gêne. J'ai mal, je suis très las. Je dois m'arrêter et m'allonger. Je devais relire, corriger divers textes, préparer un volume. C'est un travail technique que je devrais faire assis, que je ne peux plus faire... Oui je dors bien. Enfin, quand je ne travaille pas, car j'ai toujours beaucoup écrit la nuit... On me dit que, restant toujours allongé, j'ai perdu l'habitude de rester debout ou assis, que je devrais m'entraîner progressivement ou me résigner... »

20 JANVIER. Est-ce la deuxième grande crise du monde du capital, d'abondance (pour les riches), de croissance, de consommation ? La première est venue de ceux dont le corps acceptait l'abandon, dont l'esprit refusait une société fondée sur cette abondance. La seconde semble venir de ceux qui, de chaque côté de l'Équateur, ne mangent pas à leur faim. Semble venir car, même aux ignorants, le jeu paraît complexe. De même

qu'en 1968 une analyse appuyée sur le *is fecit cuit prodest* reconnaissait les vrais meneurs du jeu, de même, en 1974, la même analyse identifie les États-Unis. Ulcérés par les aventures monétaires et économiques de l'année passée avec la dévaluation du dollar, forts de leur puissance véritable et de matières premières et d'objets finis, ils auraient décidé de retourner une situation injuste et de revenir à l'état antérieur. Donc agents d'exécution, les rois arabes et le pétrole, les compagnies multinationales et leur argent. Et Japonais, Français, Anglais, de filer doux. Avec pourtant pour l'ensemble le risque de l'écroulement général du système.

21 JANVIER. Dîner chez les Joxe. Le quai de l'Horloge. La Seine toute scintillante. L'escalier vert, si longtemps poussiéreux, frais repeint, hollandais. Les souvenirs du temps du Général. Malraux décrit en Conseil des ministres une mission en Afrique. Son récit, peu préparé, ne provoque aucun enthousiasme. Il insiste : « J'étais avec le Président dans la voiture, les motocyclistes en bleu et rouge faisaient la haie. » Alors de Gaulle : « Ce qui aurait été insolite, monsieur le ministre d'État, c'est que les motocyclistes fussent dans la voiture et vous sur une motocyclette. »

Lundi, brillante élection de Hamburger à l'Académie des sciences. Nous traversons la rue Mazarine pour aller le féliciter. D'où ce court billet le lendemain :

De Mazarine
A Mazarin
Le temps d'une mue
Le temps d'une rue
Le temps d'une rime
Ou le temps d'un rein.

11 FÉVRIER. Étienne Wolff à l'Académie des sciences : « Je voudrais m'entretenir quelques instants avec vous. Allons sur ce banc. Jeudi à l'Académie française, nous avons passé en revue les futurs candidats possibles. Nous sommes plusieurs à penser à

vous. Il nous faut un grand médecin (bredouillement de confusion de ma part). Nous regrettons que pour les prochaines élections, il n'y ait pratiquement qu'un seul candidat dans la course. Il est trop tard pour vous. Mais la fois suivante (il a failli dire à la première occasion) je vous en parlerai. Certes on n'est jamais sûr d'être élu la première fois, mais les chances sont bonnes. » Puis, à mi-voix, avec un rien de gourmandise dans la voix : « Plusieurs de nos confrères sont malheureusement très souffrants. Jean Rostand est extrêmement fatigué. Et il n'est pas le seul. »

17 FÉVRIER. Visite à Saint-John Perse. Le docteur Caillat, médecin à Hyères et qui soigne Saint-John Perse, m'attend à Toulon et me conduit à Giens. La maison est très simple, au nord, côté terre, enrichie par la mer qui l'entoure au sud. Saint-John Perse est allongé dans son lit, reposant sur cinq ou six oreillers, gris sur le blanc, gris ou plutôt gris-jaune. Son visage est celui d'un moine tibétain avec la peau toute sèche, fine et plissée, et les yeux d'une extrême et mobile vivacité. Conversation tout le long du jour, une fois la médecine réglée.

Art poétique. Il distingue formellement sa fonction de poète et sa fonction d'artiste. L'œuvre de poète l'enchante. Elle se fait surtout la nuit. Il est allongé, écrit sur de grands feuillets blancs qu'il jette au pied du lit. Les poèmes récents se font plus métaphysiques. Heidegger, dit-il, est le seul à avoir compris cette marche nécessaire de la poésie vers la métaphysique dans un temps où la philosophie s'éloigne de la métaphysique. L'enquête, le progrès dans ce sens ne conduisent probablement à rien, mais sont importants en tant que tels. « Mes prochains poèmes, dit-il, surprendront ceux qui croient que je vais toujours rester pareil. La fonction d'artiste est la lecture, la critique, l'établissement du texte définitif. Je suis beaucoup plus exigeant qu'on ne le croit ; une syllabe, une cadence me laissent incertain, malheureux ou heureux. Ce travail d'artiste, de technicien, d'artisan m'ennuie. J'essaye d'y échapper. J'y échappe souvent. »

Son œuvre. « En conséquence, s'accumulent les feuillets de l'œuvre brute qui seront détruits si je meurs avant de les avoir revus, d'avoir exercé la fonction d'artiste.»

Malraux. «Il vient souvent me voir. Il est très malheureux de n'avoir pas eu le prix Nobel. Il ne l'aura pas. J'ai parlé aux membres de l'Académie à Stockholm. Le prix récompense une création. Depuis *La Condition humaine*, qui déjà n'était qu'une chronique, toute l'œuvre de Malraux est développement d'œuvres antérieures (celle d'Élie Faure surtout), analyse, études artistiques connues. Il n'y a plus création. Il aime trop le public, la publicité.»

L'Académie. «Voici quinze ou vingt ans, quatre amis, quatre médecins voulaient à tout prix que j'entre à l'Académie (Duhamel, Mondor, Pasteur Vallery-Radot, Jean Delay). J'ai résisté. Vous – me dit-il –, vous devez rentrer à l'Académie. Mais moi j'avais des raisons personnelles...» A l'occasion de son élection, il envoie un télégramme à Mistler. Le télégramme arrive avec retard. L'adresse avait été ainsi transcrite: «Sacré-Cœur perpétuel, signé Saint-John Perse.»

Télévision. «Je suis passionné par la télévision. Je passe une grande partie de mon temps devant l'écran. Je vous ai approuvé lorsque interrogé à propos de Colette, vous avez déclaré qu'elle était un écrivain mineur. Elle est en effet un bon écrivain mineur.»

Briand. «En 1920, je suis comme jeune secrétaire envoyé à New York assister à une conférence sur le désarmement. Je devais m'occuper de la Chine. Je suis conquis par Briand qui m'apprécie. Il me fait dîner, le soir dans sa chambre, d'une soupe à l'oignon qu'il fait faire tous les soirs. Peu à peu il m'estime et finit par me demander de venir avec lui comme chef de cabinet. Je résiste, mais je suis littéralement enlevé et pars avec lui sur le paquebot qui le reconduit en France. Quand nous arrivons, il démissionne.»

Description du talent oratoire de Briand qui gardait Léger jusqu'au moment du discours pour n'y plus penser et commençait doucement, modestement, avant de s'épanouir et de séduire députés et tribunes.

Bodhishava. Fils de Shiva.

1) Il a huit ans, vit aux Antilles. Ses parents sont absents. La gouvernante noire est la prêtresse du culte de Shiva. Le petit Blanc, plus précieux que les autres, sera le fils de Shiva. Il est adoré toute la journée par les fidèles. Sa dignité est représentée par un trait peint en haut du nez entre les yeux.

2) Il est dans le désert de Gobi. Les quatre cavaliers mongols qui l'escortent ont deviné au loin la présence d'un chameau mort et se précipitent vers le cadavre pour s'en repaître. Il reste seul. Fatigué, il s'allonge sur le sable et machinalement pose sur sa poitrine un crâne de cheval trouvé aux environs. Entre les yeux il a un petit kyste latéral depuis la naissance là où la prêtresse de Shiva l'avait peint. Les cavaliers mongols reviennent, le trouvent endormi avec le crâne de cheval. C'est la situation même que les textes religieux décrivent quand ils parlent du Bouddha et des futurs Bouddhas. Le petit kyste marque le Bouddha s'il est médian, les futurs Bouddhas s'il est latéral. Grande révérence des cavaliers mongols qui le respecteront sans l'approcher tout le reste du voyage, ce qui compliquera sérieusement le voyage.

Chine. Plusieurs années de Chine au début de sa vie de diplomate. Cheval. Missions archéologiques. Rencontre de Segalen, de Claudel. Lutte contre la peste pulmonaire. Mépris profond des Chinois parce qu'ils sont de purs matérialistes, parce qu'ils sont lâches. (Ils ne retrouvent leur paix qu'à l'approche immédiate de la mort quand tout est assurément perdu.)

Freud. Einstein. Painlevé. Freud, reçu à plusieurs reprises, lui a paru assez peu intelligent, borné et très vaniteux. Einstein, souvent rencontré à Paris et à Princeton, était génial, bon, naïf, croyait à un abord spirituel des problèmes, croyait à la bonté de l'homme. Einstein, Painlevé, Saint-John Perse et parfois Borel se réunissaient souvent à Paris. Les mathématiciens tentaient d'éclairer les premières étapes de leur démarche, la comparant à la naissance du sentiment poétique. Paul Valéry, que Saint-John Perse voulait joindre au groupe, est récusé par les mathématiciens parce que mathématicien amateur et non pas profane.

La fin de la métaphysique. Retour, peu avant mon départ, à la mort de la métaphysique. Diatribe anti-Monod. Pour Saint-John Perse, le sens de l'absolu, ou plutôt le sentiment métaphysique est le propre de l'homme. Il est dangereux de l'oublier. A nouveau il cite Heidegger, seul métaphysicien moderne et que les philosophes tiennent pour un poète.

Histoire de l'amiral. Un vieil amiral, cousin de sa famille, avait eu une conduite agitée pendant sa jeunesse, d'où le tatouage d'un phallus sur sa main droite, d'où l'obligation de porter un gant lors de sa demande en mariage.

Le même amiral, commandant la flotte alliée en Crimée. Un obus lui frôle le visage. « Merde », dit l'amiral. Ainsi est créé un réflexe. L'amiral ne pouvait s'empêcher de dire « Merde » à tout propos. D'où des difficultés dans les réunions, les dîners. L'amiral s'en tirait quelque temps en remplaçant le mot fatidique par des « Mroum, mroum », mais au bout d'une demi-heure il devait exploser et souvent sortait pour éviter le scandale.

Cette difficulté avait fini par être connue. Lors d'un grand dîner officiel à la Cour d'Angleterre, la sollicitude britannique avait placé derrière l'amiral un Écossais avec cornemuse qui couvrait de musique aiguë les jurons.

Chien et loup. Histoire d'un chien rhodésien qui serait intermédiaire entre chien et fauve. Histoire d'une louve blanche rapportée d'Asie et dont la présence à Paris ne fut pas tolérée par le préfet de police.

28 FÉVRIER. Dîner chez Baumann avec Alliot. Étonnant numéro de virtuosité : « J'étais très doué. J'ai été reçu à quinze ans avec mention "Très bien" et 17/20 de moyenne au bachot de Mathématiques élémentaires. Je ne pouvais pas, trop jeune, préparer Normale Sciences. J'ai fait une khâgne. La guerre est arrivée. A vingt ans je dirigeais pour le CCRA un très important réseau ; Foyer, Chaban-Delmas ont été mes agents. Je m'étais engagé pour la durée de la guerre. A la Libération j'ai pratiquement été ministre de l'Information pendant quelques jours. Après quoi, j'ai

préparé l'agrégation de Lettres et l'agrégation de Droit. J'ai été reçu à l'agrégation de Droit. J'ai enseigné au Maroc, au Sénégal. J'ai été recteur à Madagascar. En somme, je suis un raté ; je n'ai jamais terminé ce que j'ai entrepris. Et voici que le ministre de l'Éducation nationale s'efforce de détruire cette université de Paris VII à la présidence de laquelle j'ai été porté, sans l'avoir cherché. »

Jacques Monod au Directoire. Soudain, amical, détendu, prêt aux confidences : « Je ne resterai pas à la direction de Pasteur pour manier un gros bâton. Si je ne puis construire, ouvrir, créer, je démissionnerai, je prendrai ma retraite dans le Midi, j'écrirai des livres. »

Lettre de Mme Alexis Léger. Elle décrit son mari très amélioré par ma visite. Il est le lendemain sorti pour la première fois et a parcouru la rue Saint-John-Perse à Hyères.

30 MARS. Invité par les futuristes à participer à un colloque sur la Chine et l'avenir de l'homme. Belle demeure de la rue des Saints-Pères. Ors du plafond. Audience faite d'une centaine de personnes extrêmement diverses, jeunes et vieilles, étrangères et françaises, passionnées ou objectives, débraillées ou correctes. A la table avec moi Needham, Piganiol qui préside, Mme Majocchi, le père Cardonnel. Needham, bel et vieil Anglais à cheveux blancs, est, comme il le dit, biochimiste *de jure*, sinologue *de facto*. Long exposé de l'évolution scientifique de la Chine ancienne, de ses caractères, l'athéisme, le goût du groupe, de son arrêt au XVIIe siècle, de ses succès antérieurs. Le thème est : les Chinois ont depuis longtemps pressenti, compris, institué des formes de vie, de société différentes des nôtres, supérieures, plus efficaces pour le futur. (Mais on ne voit pas bien lesquelles.) Le père Cardonnel, dominicain en veston et cravate, développe le thème suivant : j'ai toujours tenu l'Amour du Prochain pour un idéal inaccessible, un rêve. J'ai trouvé l'Amour du Prochain effectif en Chine. Et d'examiner lui aussi la question de la spécificité chinoise, d'un nouveau type d'homme, long-

temps conçu à travers les âges et s'épanouissant maintenant. Tout autre ton avec Mme Majocchi. C'est une pasionaria italienne, député ou ancien député communiste, pleine de Marx, Engels et Lénine et démontrant (ou s'efforçant de démontrer) que c'est au contraire l'Occident qui a orienté la Chine et l'a conçue dans les voies de son progrès. S'associent dans ce discours des impressions très vives de la vie chinoise et d'indispensables formes de propagande qui lassent et affaiblissent l'effet.

Après ce début prometteur, la discussion s'enlise. Quelques questions utiles viennent de la salle. Liberté et vie collective en Chine. Technique et science. Agriculture et industrie. Mais ceux qui parlent ont leur idée *a priori* et n'en démordent pas. On a finalement peu avancé et pourtant les problèmes sont fondamentaux. Celui-ci avant tout. Peut-on espérer la naissance en Chine d'une nouvelle forme de science qui relaierait la science d'Occident dont le succès a été si vif, dont l'avenir est si préoccupant ?

1er MAI. Premier mai 1920 - Premier mai 1974.

2 MAI. A l'Académie des sciences, étrange et remarquable communication sur la sexualité des punaises. Le pénis du mâle est une véritable épée qui transperce l'abdomen femelle et à travers la perforation injecte le sperme. L'homosexualité est assez répandue, peut-être parce qu'il existe peu de différences morphologiques entre les sexes. La même introduction poignardée de sperme se fait dans l'abdomen du mâle passif. Ultérieurement, ce mâle devenu actif pourra féconder les femelles avec deux sortes de spermatozoïdes, les siens et ceux que le mâle homosexuel actif aura, peu auparavant, injectés dans son abdomen.

15 MAI. Cinq jours aux Nations unies. Pour la deuxième fois (la première fois c'était au Vatican avec Brouillet), découverte d'un monde cohérent et irréel (ou partiellement irréel). La belle maison de verre, le fleuve, les usines et, dans une salle de sous-

sol, rafraîchie, sonorisée, inhumaine, habitée par les ondes des traducteurs et les arrière-pensées des administrateurs, les conseillers sont réunis. Il s'agit de créer l'Université des Nations unies. Au bureau, un Indien, une Pakistanaise, un Japonais, un Nigérien, un Sénégalais, un Antillais. Toutes les teintes du brun pâle au noir profond. Pendant cinq jours, nous réglons le sort de l'Univers futur et des méthodes qui enseigneront les moyens de faire vivre cet univers. Tout au moins c'est la tâche que nous aurions dû accomplir. En fait, la moitié du temps est consacrée aux procédures, aux règlements. Rien de plus pointilleux qu'un Indien qui a appris le droit américain. Je sors et je retrouve la réalité, les hommes et les femmes des États-Unis, le monde réel et dur.

23 JUIN. La lecture, dans *L'Honneur de vivre*, le beau livre de Robert Debré, du paragraphe consacré à mon arrestation, a brusquement animé les souvenirs enfouis ou endormis. Au début d'août 1942, j'avais, grâce à l'aide d'un fermier ami, Abel Bernard, traversé la ligne de démarcation en Charente et gagné Marseille où, dans le petit appartement des Campinchi, rue du Bailli-de-Suffren, vivaient tante Marie et François Long. Peu après mon arrivée, François L. m'avait fait rencontrer André M., qui travaillait près de lui dans un service administratif de répartition du charbon. J'avais examiné le fils de M., un petit garçon de quatre ans, donné quelques conseils médicaux, laissé une ordonnance. M., agité, généreux, s'était pris d'amitié pour moi. Très vite, il m'avait conté son activité de Résistance. Comme mon objet principal en passant en zone dite libre était justement de me consacrer à fond à la même activité, dans des conditions plus efficaces qu'en zone occupée, j'étais entré aussitôt dans son organisation. Il s'agissait de l'organisation Carte. Le rôle, les mérites de cette organisation me paraissent se placer à mi-chemin entre l'appréciation mégalomaniaque de son créateur André Girard et les jugements trop sévères portés sur elle par les milieux gaullistes après la guerre.

Après tout, elle a conduit à la Résistance la quasi-totalité des élèves de Saint-Cyr alors repliés à Aix, a monté, à une époque où ces opérations étaient bien rares, parachutages et réceptions maritimes, pris part à la tentative malheureuse de De Lattre. Pendant quelques mois je donnais tout mon temps à ce travail, faisais parfois semblant d'aller lire à la bibliothèque de la faculté de médecine.

En janvier 1943, André M. perd, dans un taxi, un carnet plein d'informations mal codées, aisément déchiffrables. Inattention ou fausse honte, il ne nous prévient pas de cette perte. Les arrestations commencent. Comme j'occupais des fonctions de commandement, je ne suis pas arrêté tout de suite, mais suivi. Je m'aperçois que, comme l'agent d'une épidémie, je contamine tout ce que je touche. Les hommes que je visite sont arrêtés quelques heures après mon passage. Je ne bouge plus. Un colonel de gendarmerie, patriote, bondit un jour rue du Bailli-de-Suffren: « Les Allemands ont tous les dossiers de la bande Bernard-M. Votre arrestation est imminente. » Je quitte Marseille avec, comme dans les bons romans policiers, toute une série de manœuvres, de passages d'un train à un autre. J'arrive à Aix, ayant égaré mes suiveurs. Je vis trois jours dans le bel hôtel d'Espanet de François Spoerry, admirant les cariatides, souffrant du froid, vivant d'amandes. Je repars vers l'ouest. Je passe la ligne, caché dans un wagon à chiens à Marmande. Je retrouve Amy au métro Jussieu. Je suis caché tour à tour par Henriette Noufflard, puis au Saulchoir par le père Avril qui me garde un mois. La menace paraît s'être dissipée. Je reviens rue d'Assas en mars et reprends une vie professionnelle, apparemment normale.

Un jour de printemps (Amy et les enfants étaient partis à Nazelles), Madeleine L., femme de chambre, me dit, comme je rentre à une heure, que des policiers allemands sont venus et qu'ils reviendront à trois heures. J'aurais pu fuir. Je suis resté pour deux raisons: l'une évidente, c'est que ma fuite mettait en danger Amy, qu'elle aurait peut-être été arrêtée à ma place, l'autre plus profonde est une lassitude de fuir, un désir d'en finir. Ce sentiment assurément peu raisonnable, mais que quelques-uns comprendront, m'a décidé à rester.

A trois heures, j'examinais un vieil homme quand arrivent les Allemands. Ils attendent patiemment dans le salon, comme s'ils venaient me consulter. Ils entrent dans mon bureau, un civil, un policier en uniforme. Avec solennité, debout, ils m'annoncent qu'ils viennent m'arrêter et qu'ils vont procéder à une perquisition. La perquisition se borne à l'appartement et n'est pas très minutieuse. (Ainsi comme j'ouvre la table de mon bureau, l'Allemand la referme en disant *Formalität*.)

Ici, une parenthèse. Je songe pendant la perquisition que j'ai dans une cachette, dans la cave, les photographies et l'adresse de quelques résistants de haut rang dont les cartes d'identité sont en cours d'établissement. Souvent la police allemande revient le lendemain compléter sa perquisition. Le danger est grand. Je parviens, dans un couloir, à expliquer l'affaire à Madeleine L., à lui demander d'aller, aussitôt après mon départ, détruire tous ces documents. Ce qu'elle fera. Ce qui d'abord ne m'a pas paru étonnant. Mais, à la Libération, nous avons appris qu'elle était la maîtresse d'un officier supérieur, un des chefs de la Gestapo. Quelle gloire facile d'apporter sur l'oreiller à son amant les photographies. Elle ne l'a pas fait. Les résistants concernés n'ont su qu'en 1944 le risque majeur, couru et évité.

Les Allemands m'emportent, me conduisent rue des Saussaies. Interrogatoire et identité. J'aperçois un dossier à mon nom avec une ordonnance médicale signée par moi. Je me demande si je ne reconnais pas le policier qui m'interroge. (Fin 1941, une assistante sociale m'avait adressé une de ses collègues allemandes, atteinte de syphilis secondaire. L'enquête habituelle m'avait conduit au mari de l'assistante sociale allemande, policier, ressemblant à celui qui m'interrogeait. Il avait été, disait-il, contaminé par une Française, maudissant l'immoralité des Françaises, sans penser à sa propre immoralité, et avait à son tour transmis la syphilis à sa femme.)

Ai-je été abusé par une fausse ressemblance? L'interrogateur paraît ne m'avoir jamais rencontré. L'interrogatoire est bref. Je suis conduit à Fresnes, à côté d'un malheureux qui vient d'être torturé avec le visage tuméfié et sanglant.

Pendant quatre-vingt-dix-neuf jours, je reste en prison sans être interrogé. Je décide de penser le moins possible à mon affaire. Je ne suis pas sûr de mes compagnons de cellule. Des moutons sont parfois introduits. N'y pensant pas ou peu, je n'en parlerai pas.

Dans la nuit du centième jour, couché par terre sur une mauvaise paillasse, torturé par les puces et les sarcoptes, je revois avec une extrême lucidité toutes les circonstances de ma vie clandestine et de mon arrestation. L'ordonnance rédigée pour l'enfant M. est peut-être celle qui figure dans mon dossier. Peut-être n'a-t-on rien d'autre contre moi. Un système de défense cohérent se construit dans la nuit. Reconnaître tout ce qu'il est possible de reconnaître sauf la participation à l'activité de Résistance. Reconnaître Marseille, M., etc. Comme souvent pendant ces lucidités nocturnes, les choses s'arrangent, l'ordre apparaît, la construction est harmonieuse. J'oublie même un moment le prurit et les insectes.

A sept heures, le lendemain matin, le geôlier pénètre dans la cellule : « Bernard, Tribunal. » C'est la formule annonçant l'interrogatoire. Dans la cour de la prison, nous sommes une dizaine attendant. Je reconnais M. de Montalembert dont j'ai jadis soigné l'enfant. Il est très pâle et il ne me voit pas. Je traverse Paris, enfermé dans le panier à salade, essayant avec passion de deviner le trajet, le boulevard Saint-Michel, les quais, l'avenue des Champs-Élysées, l'avenue Foch. Quatre magistrats ou policiers, l'un d'eux qui paraît le chef, amputé d'un bras. Toute la journée y passe avec parfois des arrêts. L'interrogatoire commence très simplement : « Quels ont été vos déplacements en 1942 ? – Tours, Marseille, Angoulême. – Marseille, pourquoi ? – Pour étudier à la bibliothèque de la faculté les journaux médicaux étrangers qui n'arrivent pas à Paris. – Qui avez-vous rencontré à Marseille ? – Dupont, M., Martin. – M., dans quelles conditions ? – J'ai été appelé à soigner son enfant. – Vous reconnaissez ce document ? – Bien sûr, c'est l'ordonnance médicale faite pour cet enfant au cours de cette consultation. »

L'interrogatoire s'était jusque-là déroulé exactement comme pendant la période de lucidité nocturne. Les indications données spontanément de ma venue à Marseille, de la rencontre de M. portaient témoignage de mon innocence. Toute la journée a tourné autour des mêmes questions. Je m'étais très vite aperçu que mes juges ne connaissaient pas mon activité de Résistance, mais qu'ils me tenaient pour le médecin d'un groupe de Résistance, donc pour un personnage assez secondaire (d'où le retard, le long temps entre arrestation et interrogatoire). Mes réponses, mon apparente sincérité, les avaient touchés. Ils croyaient vraiment à la fin de la journée que j'étais l'objet d'une erreur judiciaire.

Je ne sais pas beaucoup l'allemand, assez pourtant, vers cinq heures, pour avoir compris un dialogue entre deux d'entre eux : « La police d'arrestation ne cesse de faire des erreurs. »

Et comme assez tard dans l'après-midi, lorsque revenait la même accusation : « Vous mentez, vous étiez le médecin conscient d'un groupe de terroristes », je feignis de m'indigner, l'un des officiers me demanda de me taire. Je feignis une indignation plus forte encore : « Comment, vous arrachez à son hôpital, à ses malades, un médecin innocent et vous vous étonnez de ses protestations ! » Il y eut un silence. J'avais probablement touché mes juges. Vers la fin de la dernière séance, je demandais à l'un d'entre eux quel serait mon destin, il répondit entre ses dents : « Je crois que nous vous relâcherons. »

Dans la nuit qui suivit, dans ma cellule, j'étais partagé entre deux sentiments :

– une vraie satisfaction d'une part ; l'interrogatoire n'aurait pu être meilleur et j'avais moi, inerte, nu, seul face à ce formidable appareil, gagné ;

– une grande inquiétude d'autre part. De nombreuses relations faisaient état de l'hypocrisie, des méthodes méchantes et tortueuses de nos maîtres du moment. Je pouvais m'attendre à être convoqué le lendemain par des juges qui m'auraient dit : « Assez menti. Nous vous avons écouté poliment hier. Vous avez participé à tel parachutage, tel jour, à telle opération tel autre jour. Mieux vaut avouer. »

J'attendis. Rien ne vint. Ni la libération promise, ni le nouvel interrogatoire redouté. Mais il ne s'agissait probablement que de lenteur administrative. Quand plus tard je fus libéré, il apparaît clairement que j'avais été cru.

Quelles sont les vraies raisons d'une libération absolument exceptionnelle ?

J'ai longtemps pensé, je pense encore que des données purement objectives ne suffisent pas, qu'il y a eu quelque intervention dans un domaine que nous ne sommes pas capables d'appréhender, en d'autres termes qu'il y a une intervention surnaturelle. Ce n'est là qu'une conviction intime fournie pendant cette admirable nuit du centième jour pendant laquelle je me suis senti visité. Sur le plan terrestre, les données sont les suivantes :

1) L'admirable silence de mes compagnons de combat arrêtés avant moi (Spoerry et les autres) qui n'ont pas donné mon nom. C'est probablement le facteur essentiel.

2) La chronologie : a) long retard mis à m'interroger. Les autres témoins avaient été entre-temps déportés. D'où l'impossibilité de confronter, etc. ; b) la période de mon séjour à Fresnes. Dès le début de l'année 1944, quelques semaines plus tard, tout interné, même innocent, était déporté.

3) Peut-être la syphilis de l'assistante sociale allemande si c'est bien son mari qui m'a interrogé. Peut-être (mais c'est la supposition hardie) a-t-il pour m'aider mis mon ordonnance sur le haut du dossier pour que je la voie et comprenne.

4) Peut-être l'intervention de Mlle de F., agent double liée à la Gestapo. Cette intervention aurait été totalement inefficace pour un cas grave. Dans un cas qui paraissait bénin, elle a pu faciliter la libération.

29 SEPTEMBRE. Vendredi soir, « dîner de patrons » offert par les internes de Saint-Louis. J'y vais, navré, désolé de la reprise, après sept ans, d'une tradition qui paraissait enterrée, assuré de passer, dans le bruit, une mauvaise soirée. Heureuse surprise. Il y a eu renouvellement du genre ou peut-être seulement un économe doué. Après le déguisement devenu presque rituel (Philippe le Bel pour moi !), invités et invitants sont conduits en autocar jusqu'à la Cité, embarquent là sur un bateau qui passe au long des monuments illuminés, s'enfonce dans le canal Saint-Martin souterrain et ressort à l'air libre. Les heures suivantes sont occupées par le dîner, par les charges parfois laborieuses, souvent excellentes, chacun s'enchantant des critiques portant sur le voisin. L'érotoscatologie, qui depuis cent ans inspirait les salles de garde, s'en écarterait-elle au moment où elle envahit le reste du monde ? Ou s'est-il agi d'une heureuse exception ?

Je traverse le Luxembourg au retour de la faculté. Jamais le jardin n'a été aussi beau. J'admire les pelouses (les nouvelles pelouses en contrebas près du palais, les grandes pelouses entre le bassin, les lions, la porte de l'Observatoire, les pentes vertes et veloutées qui montent vers les terrasses) et aussi les fleurs, asters mauves, résédas et une fleur jaune que je n'identifie pas, trio éclatant et constant, le même sur tous les parterres.

15 AVRIL. Rencontre de Paul Morand. Elle s'inscrit dans l'histoire clinique de cette troisième fièvre académique (qui est à peine une fièvre, plutôt une série de brefs épisodes discontinus, liés par un fil ténu). Donc chez Mme de F. en fin de journée dans une pièce appelée boudoir, sorte de hall étendu, avec des meubles anciens mais hétéroclites.

Paul Morand. Une première période est celle de l'admiration. *Lewis et Irène. Rien que la terre.* Et l'ode à Proust que je sais encore par cœur.

Silencieusement votre barbe repousse au fond de vos joues
Vous me tendez une main gantée de filoselle

Une deuxième période est celle de la trahison de Vichy, de Bucarest. Paul Morand, disait-on alors, ne s'est pas vendu à la même époque que ses livres.

Enfin ce soir. C'est un homme très alerte ; pour ses quatre-vingt-sept ans, veston de tweed ; l'air de certains vieux Anglais. Une grande vivacité dans la conversation. Mais pas de propos originaux. Il parle de sa femme, quatre-vingt-quatorze ans, aveugle, très souffrante, de Proust qui ne parlait jamais d'argent, des grands médecins d'antan et de leur vie mondaine (Vaquez, Widal, Robert Proust). Il part assez tôt. Sur un grand piano à queue, les photographies de quelques illustres amis : Valéry, Saint-John Perse, Paulhan, Maurois et Claudel avec cette dédicace : « Si je fais la grimace c'est que je pense à T. Eliot ».

20 NOVEMBRE. Deux grandes dames. 1) Madame la comtesse Marthe de Fels raconte une histoire venant d'un de ses amis et à un tournant de l'histoire : « Avouez qu'on ne peut pas être plus con. »

2) Madame la duchesse Edmée de la Rochefoucauld écoute une discussion sur la contraception, puis soudain : « Mais est-ce si compliqué ? Il suffit de se laver. » Et d'esquisser le geste (d'esquisser seulement, mais d'esquisser nettement).

1975

21 JANVIER. Il arrive lentement, précédé d'un maître de cérémonie, en veston comme lui, suivi de son fils, puis à distance de quelques comparses. Sa démarche est un rien saccadée, les secousses semblant dissimulées volontairement comme si une faiblesse vasculaire ou nerveuse devait être cachée. Il s'approche des membres du Conseil de l'université des Nations unies, rangés en angle droit. Nous sommes venus un peu en avance. Un maître de cérémonie adjoint nous a expliqué avec tableau, avec schéma, la place que nous occuperions, le chemin que suivrait l'empereur, le chemin que nous devrions suivre. La maison où a lieu la rencontre est un pavillon de bois moderne, rappelant les constructions des enfants. Les baies sont larges. De beaux jardins (beaux mais trop préparés) entourent la demeure de bois. L'air et la lumière courent partout. L'empereur a le visage gris, creusé de rides. Il serre la main de chacun, prononce la même phrase, qu'on traduit chaque fois : je vous remercie d'être venu, puis il suit une des lignes du diagramme préalable, va s'arrêter en un point de la salle. On lui conduit, une à une, cinq ou six personnes. Il parle cinq minutes avec chacun, puis toujours maîtrisant ou s'efforçant

de maîtriser ses saccades, il s'en va. Le tout a duré trois quarts d'heure.

Trois quarts d'heure avec un ancien Dieu. Trois quarts d'heure avec un Dieu à la retraite. D'autres hommes ont-ils connu ce même destin, être successivement monarque et Dieu, puis seulement monarque, puis à peine monarque, devenu ce personnage automatique privé successivement de tout pouvoir spirituel et temporel, et venant comme les poupées mécaniques saluer les visiteurs ?

23 JANVIER. Pour un nouveau Plutarque, de nouvelles vies parallèles :

1) Les deux empereurs. Tous deux empereurs d'Asie, tous deux représentants de monarchies dont l'ancienneté se perd dans la nuit des temps. Mais l'un est né Dieu, fils de Dieu, l'autre, fils d'un homme d'écuries, doit le pouvoir à deux circonstances heureuses, le coup d'État réussi par son père contre la dynastie régnante, la disgrâce du même père qui, ayant collaboré avec les Allemands, avait déplu aux vainqueurs.

Aujourd'hui l'un a cessé d'être Dieu, il n'est plus que le monarque un peu oublié d'une démocratie parlementaire, et surtout d'un pays où le pouvoir est dans les mains des puissances économiques ; l'autre est le chef absolu d'un empire dont la richesse et partant l'influence ne cessent de croître, etc.

Une rencontre singulière à Tokyo, celle de M. Maeda. Ce professeur de lettres japonais a consacré sa vie à Pascal. Il a fait sa thèse sous la direction de Brunschwicg ; il a ensuite enseigné à la faculté des lettres de Tokyo, puis à la Sorbonne. Il a traduit les *Pensées* en japonais. Cinquante-huit mille exemplaires ont été vendus. Il a découvert une nouvelle méthode d'étude des *Pensées*, fondée sur l'analyse des corrections, et publié tous les deux mois une revue consacrée à cette analyse.

Il a appris le français au prince impérial dans Montaigne. Quand le prince s'est marié, il a demandé à Maeda de venir instruire en français la princesse, ce qui fut encore fait par la lecture de Montaigne. Nous sommes à onze ou douze mille kilomètres de Port-Royal, ou de Bordeaux.

13 FÉVRIER. 1954 : Le général de Gaulle dont une cataracte obscurcissait gravement la vue vient d'être opéré par Guillaumat. Un soir à onze heures Guillaumat appelle Milliez, lui demande de venir vite. Milliez se jette rue Georges-Bizet. Le Général est mourant, collapsus circulatoire, dit-on dans le jargon médical. Après quelques minutes et des soins vigoureux, la circulation se rétablit dans la moitié supérieure du corps, mais les artères fémorales ne battent pas. D'où l'hypothèse d'un obstacle sur l'aorte (anévrisme, oblitération ?). Milliez sent le poids de la responsabilité. Faut-il seul l'assurer ? Faut-il appeler d'autres médecins pour la partager ? Quel est le plus grand risque, celui de la solitude médicale, celui de l'indiscrétion ? Il décide de tenter d'attendre jusqu'au matin. Le lendemain, nette amélioration. Quelques jours plus tard tout est rentré dans l'ordre. « Mais lorsqu'en 1958, le Général prend le pouvoir, je me sens à nouveau déchiré, dit Milliez, que dois-je faire, me taire, parler au Général, parler à ses proches, à quels proches ? » Il se tait et aura raison de se taire. Mais son choix a-t-il valeur de modèle ?

Je regarde Paul Milliez pendant qu'il me fait ce récit. Il est dans sa petite chambre à la Salpêtrière, peut-être la chambre qu'occupa l'an passé Malraux. Parfois il bat l'air de son bras droit comme pour s'assurer qu'il peut le remuer ; parfois sa jambe droite se plie brusquement. Il va mieux, mais la mort est tout juste derrière lui, et peut-être devant et il le sait. Pourtant il accepte de parler de ses élèves, de ses projets, de ses malades. Nous formons ensemble le projet d'écrire un livre sur les maladies graves des princes et le secret. Nous avons au moins trois exemples, celui de De Gaulle, celui de Pompidou, celui du Shah. Il faudra analyser les raisons des difficultés, le rôle de l'entourage des princes, le chemin malaisément trouvé entre le respect de l'homme malade et la lâcheté politique.

27 FÉVRIER. Visite dimanche à Robert Debré. Son activité demeure surprenante. Brissaud le quittait comme j'arrivais. Un autre était là quand je partais. Il fait préparer une liste de sujets par sa secrétaire et me la tend. Nous abordons les sujets l'un après l'autre. Hors programme, trois confidences : 1) « J'aimerais écrire un livre avec vous, comme je viens d'en écrire un avec Royer. Après quoi je poserai ce stylo avec lequel j'ai tant écrit. » 2) Histoire de Jules Jeanneney : il était président du Sénat et le premier candidat à la présidence de la République. Surviennent des troubles sérieux. Une maladie grave est découverte. Le docteur Étienne Brissaud qui le soigne expose les différentes évolutions possibles. Jeanneney renonce à la présidence. Lebrun sera élu. D'où un nouveau document pour le livre sur les maladies des princes. Et aussi matière à rêverie : imaginons Jeanneney président en 1940 à la place de Lebrun. Il serait sûrement parti en Afrique. Qu'aurait fait le général de Gaulle ? Son avenir aurait-il été le même ? 3) La troisième confidence concerne Michel Debré qui téléphone pendant notre entretien. « Le Général et moi avions porté le même jugement. Il est un admirable administrateur. Il n'est pas un entraîneur d'hommes. Il aurait dû prendre son parti en main. Il se laisse déborder... » Pour tant d'hommes la vieillesse est un naufrage. Pour Robert Debré, elle est un épanouissement. Les défauts s'estompent. Seules demeurent les vertus qui sont grandes.

16 MARS. Un cerceau. Avant une conférence donnée au théâtre de Chambéry, j'attends avec le préfet le maire dans les coulisses. Poussière, semi-obscurité et le long d'un mur un cerceau d'enfant, un des derniers cerceaux. Dans mon enfance on connaissait deux variétés de cerceaux, le cerceau des tout-petits conduit par un manche qui sonnait et que les grands méprisaient, le vrai cerceau que l'on conduisait adroitement avec un bâton en courant derrière lui dans les jardins ou parfois dans les rues. Or le cerceau a disparu. Quand ? Pourquoi ?

18 MARS. Caillois, il n'est que paupières et que nez. Derrière ces masses de chair, ces vallonnements, une intelligence aiguë, une grande intelligence.

Dans l'avion qui nous emporte, Georges F. et moi, vers Téhéran, nous sommes voisins du général Moshe Dayan, monté à l'escale de Tel-Aviv. Seul nous sépare l'espace du couloir. Avec lui, sa femme, blonde un peu passée. Derrière lui, un gorille attentif, probablement expéditif. (Après tout, notre situation topographique est potentiellement assez dangereuse.) Moshe Dayan est tellement pareil à son image que l'on éprouve une vraie déception en le regardant. Aucune surprise (comme près de ces monuments qu'on a trop étudiés avant de les voir). C'est bien ce Filochard un peu rond avec les traits un peu tombants, une mollesse de face, et une grande fermeté de profil. Il lit, parle, paraît plein d'entrain.

Il est dur de quitter les fonctions de Secrétaire perpétuel et le bel appartement du quai Conti pour venir habiter rue Davioud. Pourtant le grand salon où je suis reçu est très clair avec de beaux tableaux et sur le sol un énorme exemplaire de *Raboliot* superrelié. Maurice Genevoix est précis, amical. Il pense, au petit matin, aux académiciens disparus et en fait le compte. Il en a connu une centaine en vingt-neuf ans. Il parle de mes concurrents avec une formule déjà entendue : « Ils ne font pas le poids » et une réserve neuve : « L'Académie change, certains de ses choix sont peu compréhensibles. » Il s'engage, me semble-t-il, aussi loin que possible. « Je ne dois pas dire pour qui je vote, mais mon choix est fait. » Il prévoit mon élection au troisième tour, puis aussitôt s'arrête : « Ce sont des remarques, non pas un pronostic. »

Sur Vialard, l'histoire de Mme V. voyant passer à la Mamounia à Marrakech Maurice G., et demandant au neurochirurgien Guillaume : « Combien d'années pensez-vous que vivra encore le Secrétaire perpétuel qui déteste tant mon mari ? » assez haut pour que lui, Genevoix, l'entende.

Sur Guitton : « Il est féminin, sensible. Lors d'une réunion à la Sorbonne il était chargé de me disséquer. Son analyse était remarquable de sensibilité, d'intuition. D'intuition, c'est sa qualité majeure. Tenez (et il me conduit vers l'un des murs) c'est un petit tableau qu'il m'a donné. *Le Christ et Marie-Madeleine*. On sent l'influence de Gustave Moreau, mais regardez la courbure des corps, les teintes. Nous sommes dans le rêve. »

L'après-midi, visite à Jacques Rueff. Grande pièce cubique, à peu près aussi haute que longue et que large. A travers les fenêtres, les arbres des jardins voisins. Au mur, des tableaux du genre « Antiquités de Rome ». Désordre de livres. Un beau buste du maître, assez romain lui aussi. Il arrive, claudiquant un peu. Il est très intelligent, très bienveillant. Il écarte les adversaires d'une chiquenaude : « Ils ne font pas le poids. » (C'est la troisième fois que j'entends cette formule. Il sera triste d'être vaincu le cas échéant par un adversaire léger), ou encore : « Ils ne sont que poussière. » Il parle d'Adolphe Landry, des Sauvageot, du tennis de Veyrier. Comparaison ensuite entre l'économie et la biologie, l'une et l'autre de statiques sont devenues mouvantes, mobiles, cinétiques. Revenant à l'objet de la visite. « Vous serez sûrement élu. Vous aurez un bon mort. Pagnol est un bon mort. J'ai moi-même succédé à Cocteau. C'était aussi un bon mort. »

Ainsi, après ces premiers jours, deux opinions, deux pronostics sont émis quant à l'issue de la fièvre académique. Les uns voient la fièvre se résoudre par une victoire au deuxième, troisième ou quatrième tour. Les autres voient l'absence de crise, le scrutin blanc, la fièvre se prolongeant.

6 AVRIL. Monsieur X., boucher de son état, me parle de ses malaises. « Je sens venir la fièvre, dit-il, et je préviens mon commis ; je sens que les ennuis vont commencer. J'ai de la tracasserie dans la barbaque. »

« La cause de la mort n'est pas la maladie, mais la naissance », dit un adage indien, cité par Edmond Buchet.

Visite à Paul Morand. Un immense hôtel particulier, presque monstrueux, au pied de la tour Eiffel. Il ouvre lui-même et m'introduit dans une antichambre singulière, pleine de malles, de chevalets, de tableaux, de débris, puis dans un grand salon. Il est à la fois très vieux, très las, très amical. Il promet fermement sa voix au détour d'une phrase, analyse la situation, électeur par électeur, puis parle de la médecine, demande une consultation avec mille excuses en sortant son dernier hémogramme, parle d'une autre consultation. Il avait vingt-cinq ans, craignait une maladie de cœur. C'est Proust qui l'envoie chez Widal, prend le rendez-vous, règle les honoraires. Widal l'avait rassuré. Il parle encore de Pasteur Vallery-Radot, qui d'abord le combattait férocement, puis s'étant brouillé avec de Gaulle, le soutint et même lui légua la canne de Pasteur. Enfin, avec une douce tristesse, il évoque le voyage qu'il va faire à Trieste pour accompagner les cendres de son épouse. Il espère que les grèves italiennes ne l'empêcheront pas d'être revenu pour voter le 15 mai.

9 AVRIL. Visite à André Chamson. Au huitième étage, rue Mirabeau. On trouve difficilement un chemin entre les bibliothèques débordantes de l'antichambre, puis on est dans le bureau en plein ciel. Très long entretien. Il n'est pas très optimiste sur l'issue de l'entreprise, déplore lui aussi la tactique suivie, ne s'engage pas ou peu, puis, avec un soulagement me semble-t-il, parle d'autre chose, de la crise de 1968 (il est résolument contre), de la prédestination (sa famille était pour, lui hésite), des arbovirus de Camargue, de Pasteur Vallery-Radot (lui aussi) venu un jour à l'Académie sans décoration (vous avez été voir les filles, lui dit, se penchant vers lui, son voisin Chamson. C'était presque vrai), de l'élection du cardinal Tisserand (conspiration montée avec l'aide de Pavlevsky à Rome contre le clan catholique français). Il est vif, intelligent, pénétrant. Il dira plusieurs fois dans la conversation qu'il est protestant. Homme singulier de valeur certaine, probablement un peu gâchée par le goût des honneurs.

10 AVRIL. Visite à Robert Aron. J'arrive tout essoufflé au sixième étage, l'ascenseur est en panne. L'appartement, les meubles n'ont

aucun caractère. R.A., les yeux gonflés par d'énormes lunettes de cataracte, est très amical. Assez innocent aussi côté mœurs académiques. Il envisage mes chances avec optimisme (vous avez plus d'atouts que je n'en avais quand j'ai été élu). Puis la conversation suit des méandres divers, les manifestes Aron-Dandieu avant la guerre, un essai pour recréer des groupes analogues actuellement, la démarche faite auprès de lui, historien de la guerre, vers 1950, pour obtenir des documents compromettants, ou Paul Morand l'empêchant de se présenter, l'âge de la découverte scientifique, la vie des chercheurs, l'éloge qu'il prépare d'Izard, si proche de lui.

Les académiciens et la maladie. Tous ou presque tous m'entretiennent de leur santé. Paul Morand me tend un hémogramme, Aron évoque sa cataracte, Chamson un séjour chez Kuss, une infirmière l'avait pris en grippe, tirait exprès sur son pansement (dit-il) et l'accablait: « Vous avez beau être un Immortel, vous claquerez comme les autres. » Brion décrit son séjour à Claude-Bernard. Le chat de Mme B., jaloux, l'avait griffé et infecté. A Claude-Bernard, pendant que s'améliorait lentement la septicémie transmise par le chat, les cafards hospitaliers couraient sur les murs et le sol.

Visite donc à Brion cet après-midi. Charmant appartement vieillot rue du Bac. Entretien en quatre temps: 1) Les connaissances communes, les Mabille, Mme Frederick qu'il conduisit un jour chez moi, les de Lapierre. 2) Ma candidature. Pronostic très favorable. « Vous serez sûrement élu. Je reviens de l'Académie. Vous avez de nombreux amis, mieux, vous avez des défenseurs nombreux et vigoureux. » 3) La fin de la vie. Il aimerait faire l'expérience d'une vie d'animal, d'une vie de plante: « Être un cheval, être un arbre. » 4) La littérature romantique allemande. Il en parle avec une passion contenue. « Les poètes allemands touchent la réalité; plusieurs d'entre eux ont connu la mine, les cristaux (si je revivais comme homme, je me consacrerais à la biologie, ou à la cristallographie). D'où une grande différence avec les poètes français qui n'ont connu que les salons. La difficulté de la traduction. Seul Nerval traduisant *Faust* a réussi. Les autres ont échoué. » Puis Thomas Mann et la découverte d'une mythologie projetée dans *La Montagne magique*. Puis Joyce qu'il a beaucoup connu, fréquenté, déchiffré (soixante-dix noms de fleurs communes cachées dans tel paragraphe de *Finnegans Wake*).

11 AVRIL. Journée à trois étages. A une heure, déjeuner. Pierre Boudot avec Jean Guitton, Monique Valéry, le préfet de Paris, Taulelle et Mme Taulelle. Gentils enfants qui, les uns servent à table, les autres dorment par terre. Pierre B., philosophe, écrivain, paradoxal, s'enfonçant à quarante ans dans la forme de vieux professeur aigri qu'il aura dans vingt ans, vachement *réac* comme dirait Véronique. Sa vue des choses, des hommes, des faits, toujours légèrement (ou fortement) fausse. Jean Guitton, plein de finesse et d'intelligence derrière une apparence figée. Propos sur l'Académie sans importance.

A quatre heures, à la délégation à la recherche scientifique, groupe de travail sur les manipulations génétiques. J. Monod, F. Jacob et quelques autres pareils que j'ai l'honneur, parce qu'incompétent, de présider. Les vrais dangers sont militaires et commerciaux. Plus l'inattendu, les monstres.

A six heures, Julien Green dans un bel appartement rue Vaneau, à deux pas de la maison où Gide est mort. Il ouvre lui-même la porte, en veston d'intérieur. Nous nous asseyons puis nous jouons *Les Deux Timides*. Silence que j'essaye de rompre, qu'il essaie de rompre aussi. Je n'ose pas lui parler de son œuvre. Il parle médecine, de façon très générale et très vague. Je ne suis pas sûr de l'intéresser le moins du monde. De l'Académie, rien, sinon en me quittant : « J'espère que nous nous reverrons souvent. »

15 AVRIL. Activités variées : 1) Consultation à Saint-Louis avec plusieurs cas très difficiles. 2) Agitation syndicale qu'il faut calmer ou au moins refroidir. 3) Visite à Henri Troyat. Je

trouve un général Dourakine, haut, large, d'autant plus haut, d'autant plus large qu'il a rétréci son bureau, abaissant le plafond, rapprochant les bibliothèques. Une grande table Tronchin porte un manuscrit. Il doit écrire debout lui aussi. Entretien facile et amical, l'élection («Nous dirons à vos adversaires de se retirer. S'ils ne se retirent pas, nous leur dirons qu'il n'est pas déshonorant d'être battu par vous»), Mme Alphonse Daudet et les grands cahiers de moleskine, la médecine et les médecins, *Grandeur et Tentations* qu'il semble bien avoir lu et dont il loue la concision. 4) Conférence Henderson fort médiocre à Saint-Louis où je suis retourné. 5) Élection de Jean Hamburger à l'Académie de médecine (cinquante-cinq voix sur quatre-vingt-treize au premier tour). Très bon résultat, pas tout à fait aussi triomphal que souhaité. 6) Présidence à la vieille faculté du conseil de l'association d'informatique médicale.

16 AVRIL. Louis de Broglie. Il passe, comme un fantôme, avançant à tout petits pas. Il a sur le chef un large chapeau, sous le bras une serviette tombante. On croirait un vieil artiste du temps de Forain tombé dans la misère. Il faut faire un effort pour intégrer, à l'image de ce fantôme, la mécanique ondulatoire. Assis devant son admirable bureau, il reprend vie. Il parle aisément. Courte mention de l'Académie française, manifestement considérée comme une tribu étrangère à laquelle on n'est élu que par hasard. Puis l'Académie des sciences, les membres libres d'autrefois (le maréchal Foch fut le dernier), les lourdes charges de secrétariat qu'il va quitter, les placebos et ce que j'en dis («Mais il y a bien d'autres choses dans votre livre»), la vie de l'Académie des sciences pendant la guerre (les Allemands ne s'y intéressèrent pas), l'expulsion de Georges Claude avant même le procès.

Visite à Maurice Druon. On devine, la voûte passée, un de ces beaux hôtels du XVIIIe siècle qui peuplent la rue de Varenne et la rue de Grenelle. On s'enfonce dans un appartement d'abord un peu sombre, puis qui s'éclaire, qui reçoit la lumière d'un jardin vert dessiné dans la cour. Lourds fauteuils. Beaux tableaux, un peu tristes, qui vont de Clouet à Claude Le Lorrain. Il se penche avec une extrême sollicitude sur mon problème, étudie la liste des électeurs un par un, revient à mon adversaire, revient à moi.

Ce même soir, Mérieux reçoit à la Conciergerie, à propos de je ne sais quelle médaille qui a été décernée à la Fondation qu'il anime. Discours. Film très bien fait. Beaucoup de beau monde, ministres, universitaires, pharmaciens aussi sans doute. Nous dînons avec Wolff, Dienesch, Léo Hamon, Perronnet. Abondance, qualité, luxe incroyable du dîner, de la chère. Au retour nous sommes ingrats et indignés. Comment les firmes pharmaceutiques peuvent-elles agir ainsi, dans un temps où leur existence même commence à être contestée ? Que de bien pourrait-on faire avec l'argent de cette soirée ? Pourquoi ne pas se limiter aux discours et au film ? Les abus rappellent furieusement ceux de l'Ancien Régime quand il approchait de sa fin.

19 AVRIL. Ces hommes éminents ont, tous ou presque tous, depuis longtemps tissé, préparé vêtement et masque destinés aux visites qu'ils reçoivent. Presque tous. Julien Green manifestement n'avait pas organisé son apparence. D'où, pour une part, les difficultés de l'entretien. Mais les autres, à peine le visiteur introduit, revêtent l'uniforme de réception. Pour Broglie, c'est l'histoire de l'Académie. Pour Huyghe, vu hier soir, c'est une armure souple et aisée, faite de récits sur les formes, sur la télévision, coupés par courtoisie de courtes allusions à la candidature. Et la demi-heure passe, facile, sans ennui, ni danger.

De ces déguisements, naît un sentiment étrange de ne pas toucher la vérité, de vivre dans l'irréel. Certains ne reçoivent pas les candidats, mais ceux qui les reçoivent se défendent tout aussi bien.

24 AVRIL. *Les Délices de l'âge d'or*, tel était le nom d'une boutique à la fois sordide et merveilleuse que je fréquentais au trois ou cinq rue de Fleurus quand j'avais cinq ans. Je perçois encore l'odeur de

cannelle et de réglisse qui saisissait l'enfant qui entrait. Là se trouvaient les trésors accessibles ou inaccessibles, les billes, les toupies, les caramels, achetés un à un, les jujubes, les minuscules bonbons d'anis.

Ces *Délices de l'âge d'or* ont depuis longtemps disparu. Jean Guitton, qui habite un rue de Fleurus, ne les a jamais connues. Son appartement est au premier étage. Une terrasse le prolonge vers les arbres du Luxembourg. Livres, aquarelles de Jean Guitton lui-même où l'on retrouve les influences de Gustave Moreau et d'Odilon Redon. Conversation très amicale, sérieuse, bienveillante, la médecine, sa propre vie, la mort de sa femme, le père Avril, son condisciple à Normale, le duc de Broglie, Mme de Pange. Et dans cet entretien raisonnable, deux déviations singulières, l'une concernant les stigmatisées ; il croit (j'allais dire dur comme fer) que les stigmatisées qui saignent trouvent leur fer dans l'air qu'elles respirent et réparent ainsi leurs globules rouges. Il compare le cancer à la résurrection (deux créations, deux vies hors des règles). Il croit à la métapsychie, aux phénomènes parapsychiques. Cet homme si sage, si amical, lance une série d'opinions étranges que le candidat accueille courtoisement. La deuxième déviation concerne Robert Aron, mort subitement il y a quelques jours et que, lui, Jean Guitton devait recevoir jeudi à l'Académie. Certes il a quelques mots navrés pour la mort de son confrère, mais il ne pense qu'à son discours rentré. Il y avait travaillé six mois. Il l'avait équilibré, la comparaison entre judaïsme et christianisme, la description loyale de Vichy et de l'épuration, la personne de Robert Aron. Tout cela est perdu. Mistler a décidé d'annuler la séance, de se limiter à la publication des discours. Jacques Fauvet, qui fut le camarade de déportation ou plutôt de captivité de Guitton, ne fera paraître qu'une partie des textes. C'est le syndrome du discours rentré dans sa forme la plus aiguë.

6 MAI. « Les trois principales qualités d'un bon candidat sont : 1) le talent, 2) la notoriété, 3) l'aménité, d'être de bonne compa-

gnie. – Je suis pour ma part très préoccupé par l'évolution des sociétés, le poids que les vieillards font supporter aux jeunes. Je suis partisan de l'euthanasie à soixante-dix ans ; il est vrai que j'ai quatre-vingt-deux ans. – Nous sommes assurément entrés dans une de ces périodes de décadence qui terminent les périodes de civilisation glorieuse ; notre temps rappelle beaucoup la fin de l'empire romain avec pourtant une grande différence, celle des progrès de la science et de la médecine. »

Tels sont les principaux thèmes que développe Jacques Chastenet pendant ma visite. C'est un grand vieillard tout droit jusqu'à la nuque qui, elle, est courbée. Il porte une agréable veste d'intérieur grenat. Par la fenêtre on aperçoit quelques arbres singulièrement précieux et rares en ce quartier Saint-Georges. Sur la cheminée le buste de son père, très différent de lui, autant qu'on peut juger. Au mur un dessin de Renoir, jeune fille tournant la tête. Rideaux protecteurs et tapisseries, l'ensemble forme une sorte d'îlot de la fin du XIXe siècle dans ce quartier qu'habitait jadis la bourgeoisie et dont elle a été chassée par les affaires qu'elle a créées.

8 MAI. Saint-John Perse au téléphone. Une voix faible, très sourde de vieillard malade, fatigué. Il parle de sa lassitude, de son arthrose, de son insomnie du même ton morne. Puis soudain la voix s'éclaire : « La ville d'Aix vient de créer une fondation Saint-John Perse où l'on réunira mes archives, mes documents, et c'est à Aix qu'est prise cette initiative pour m'honorer, moi ennemi du monde latin. Ah ! Comme j'aimerais pouvoir retravailler. »

13 MAI. C'est un bel appartement à l'étage noble sur la belle place des Victoires. La pièce où je suis reçu est une étrange chambre à coucher-bureau. Est-ce l'habitude d'écrire pour le théâtre ? Comme les autres, il met un masque. « Votre succès est assuré. Je voterai pour X. au premier tour et pour vous ensuite. Vous serez sûrement élu, peut-être même au premier tour. » Il

ne pense pas un mot de ce qu'il dit. Je me sens de glace ; je fais un effort pour être aimable. Je retrouve avec soulagement Louis XIV caracolant.

16 MAI. La fièvre académique. Cette troisième fièvre académique a, tout compte fait, évolué en trois périodes, une période incertaine, lourde de malaises et de difficultés, une période d'état très prospère où les ralliements étaient nombreux, une période de crise, très dangereuse, couvrant les deux derniers jours de la maladie où l'échec devenait possible, puis probable. Les choses sont confusément ressenties. Le résultat est attendu avec inquiétude. Ingénieusement la télévision propose de venir enregistrer les affres de l'attente. Refus bien entendu. A quatre heures et quart, la secrétaire du Secrétaire perpétuel téléphone l'issue heureuse. Puis c'est le tourbillon.

30 MAI. Visite d'Izak, éminent Israélien, très pessimiste. « Si j'étais le président des États-Unis, je soutiendrais les Arabes anticommunistes qui ont le pétrole et le nombre contre Israël. Les Américains nous laisseront tomber un jour. Je ne vois pas comment l'évolution pourrait être différente. »

10 JUIN. Un quart d'heure avec Jacques Chirac. Je suis en avance comme d'habitude. L'huissier me le fait courtoisement remarquer. Je suis reçu à l'heure juste. Aucune agitation. Personne d'autre n'attend. Je suis en présence d'un bel homme admirablement vêtu (j'ai presque honte de mon costume), à la fois aimable et vigoureux, probablement prêt à tout, précis, au fait du sujet.

Xavier Y. est un petit Portugais atteint de leucémie aiguë. Les parents sont en train de divorcer. L'enfant, il y a un an, était entouré de quatre parents, des deux futurs couples unis par la désunion. Après un an d'évolution favorable, rechute, puis amélioration. Visite de la grand-mère paternelle. Depuis quelques mois, elle sait que le père de l'enfant n'est pas le père légal, mais le futur mari de la mère. La paternité illégitime est très probable mais non assurée. Quel plus dramatique thème : la souffrance, l'inquiétude de la grand-mère, mêlées de l'incertitude.

29 JUIN. Jean Delay à Broussais. Ombres de Verlaine et d'Aragon. Sa chambre s'ouvre sur le couloir de réanimation. La réanimation paraît une discipline bruyante. Entretiens à haute voix, à très haute voix, des médecins, des infirmières. Jean Delay est allongé avec une sonde qui s'en va dans son cœur, des aiguilles dans toutes les veines possibles, des sérums variés qui coulent dans toutes ces aiguilles ; sur l'écran d'une petite télévision, l'électricité de son myocarde est constamment enregistrée, les ondes, les lignes courbées ou pointues se succèdent comme une définition de la vie et de son altération. Ainsi percé, comme un saint Sébastien moderne, il attend de ceux qui le soignent les paroles de réconfort qui ne viennent pas.

30 JUIN. Il va mieux ; certaines des flèches qui le transperçaient ont été retirées. Les réanimateurs crient moins. Lui-même est assurément apaisé par ma venue. Il reprend une conversation interrompue vers 1937, comme s'il ne s'était rien produit, ni la guerre, ni son indifférence.

12 SEPTEMBRE. Visite d'un graveur, ou plutôt d'une graveuse. Mme Desprez-Curely, alias Marcelle Amsler. Elle arrive portant ses œuvres. Elle est à la fois scout et artiste. Elle me demande d'écrire quelques lignes en guise de préface à une exposition. C'est mon premier contact avec cet art austère et singulier. D'où ce texte :

« La vie court à travers les fleurs séchées, plus vraies, plus diverses que les fleurs fraîches. Elle anime le grand courlis échappé d'une nasse de poissons et qui s'étonne de l'œuf déposé dans un panier bouteille. Des ciseaux volants attaquent une poupée japonaise. L'aquarium calice abrite un poisson vivant. L'oiseau rencontre un compotier plein de fruits. Un jour il est attiré, un jour il se sauve. C'est un univers à la fois familier et étrange, un univers de becs, de crochets, d'objets qui ont une âme, un univers de soleil, de joie, de foi, de générosité. La beauté est construite sur le roc et sur le cuivre. Les images dures apportent la douceur. Marcelle Amsler, impulsive et maîtrisée tout à la fois, reste dans sa prison décorée derrière les barreaux de ses traits linéaires et nous fait le don de la liberté. »

28 SEPTEMBRE. Jean Delay habite dans une chaise de repos (comme il y a des chaises à porteur), chaise longue admirablement adaptée aux courbures de son dos. Il y entre par une petite porte. Une table étroite et longue reçoit les cahiers, les carnets. Il a toujours travaillé avec cahiers et carnets. Je lis l'éloge de Pagnol. Nous retrouvons les habitudes de 1934. Il prend des notes, fait l'éloge de l'éloge. Après quoi il décrit son propre travail, une sorte de chronique de ses aïeux à Paris de 1555 à 1855 avant qu'ils n'émigrent à Bayonne. Les plus anciens étaient paulmiers, achetaient ou louaient des terrains pour en faire des jeux de paume et en tirer bénéfice. Les contrats, les actes notariés permettent d'écrire l'histoire des sociétés et des mœurs (tel propriétaire tiendra le contrat de location pour nul si les joueurs jurent lorsqu'ils perdent). Entretien très amical.

30 SEPTEMBRE. Deux hypothèses, la première d'amont. Le code génétique, les lois rigoureuses qui gouvernent la formation de la substance vivante témoignent fortement (quels que soient les paradoxes de Jacques Monod) en faveur de l'existence d'une force antérieure (Dieu ?).

La deuxième, d'aval. L'homme n'est qu'au tout début de son évolution. Dans quelques centaines de millions d'années ne sera-t-il pas capable de créer (ou de recréer) Dieu avec son pouvoir, l'immortalité donnée aux créatures terrestres, les classements entre les bons, les mauvais et les moyens ? Peut-être les notions d'aval et d'amont sont-elles fausses ? Existence d'un cercle et depuis des millions et des millions d'années, succession de créateurs, de créatures qui recréent leurs créateurs et ainsi de suite. Qui a commencé? Mais il n'y a peut-être pas eu de commencement.

5 OCTOBRE. La Cerisaie. Après dix ans, quinze ans peut-être, nous retournons à Sucy. De tant de visites du passé, de tant de dimanches, le souvenir est resté dans les bras, dans les mains et la voiture prend les tournants dans la bonne direction. Mais nous ne reconnaissons que la route. Tout a changé. Grands immeubles neufs et tristes, là où étaient les arbres. La haute maison n'est plus au fond du parc, mais au bord d'une route neuve comme un vieux décor de théâtre qu'on démolira à l'acte suivant. Autour de la maison qu'habitaient les Élie Halévy et où vivent Henriette et le peintre Guy Loe, son époux, quelques fleurs, quelques pelouses ont été préservées. Nous nous taisons, le cœur serré. A l'intérieur, voici le grand fauteuil où lisait, tricotait Florence Halévy, voici les beaux portraits, les livres. Nous venions donc le dimanche. Les ombres de Bizet, de Ludovic Halévy, de Berthelot, vivaient autour de nous. Parfois venait le botaniste Blaringhem ou les philosophes, ou les élèves d'Élie Halévy, Michel Debré, Raymond Aron, Marjolin. Dans la Haute Maison toute proche, Amy et Françoise H. avaient préparé leur bachot sous la direction de Julien Benda, parasite constant de la vieille Mme Ludovic Halévy, dite tante Louise. Dans dix ans, les dernières herbes, les derniers arbres, les derniers tableaux, le dernier châle jeté sur un fauteuil à la seule place où il pouvait être, tout cela aura disparu.

19 OCTOBRE. On dit qu'Étienne Wolff éprouve quelque peine à rédiger le discours qui m'accueillera. De discrets, ou plutôt de discrètes émissaires, cherchent à recueillir des informations piquantes qui pourraient nourrir son texte. Pourquoi ne pas demander à celui qui est reçu de préparer son propre éloge, éloge nuancé certes. On pourrait même lui demander de prévoir plusieurs versions, très élogieuse, modérée, très critique. D'où quelques idées pour ces différentes versions venues cette nuit.

Pour la version III, une interrogation sur la valeur de l'œuvre scientifique, partage entre les vérités neuves et découvertes (bien rares), les erreurs, les inspirations fécondes. Une autre interrogation sur la possibilité d'établir un polymorphisme équilibré entre la médecine, la science (ou soi-disant telle), les lettres. Pour les trois versions, un chapitre sur les traversées du Luxembourg, celle du lycéen de douze ans, celle du lycéen de seize ans faisant un détour vers les Amis des Livres, celle, déjà contée, des deux étudiants en médecine allant vers l'histologie, les premières rencontres d'A., quelques rendez-vous de conspirateurs, les traversées plus récentes avant d'aller à la faculté faire passer les examens et maintenant tout le Luxembourg sous les fenêtres. Un autre chapitre déjà esquissé dans l'allocution de l'épée sur les groupes de compagnons, l'école communale, les différents lycées, la conférence d'internat, le travail avec Jean Delay, la 428, la 282, les groupes de Résistance, Fresnes, les Treize, les Douze.

1er NOVEMBRE. *Le Tigre et Bessis*. Il ne s'agit pas du fleuve mésopotamien qui, dans l'histoire des peuples d'Orient de notre enfance, avait toujours partie liée avec l'Euphrate. Mais du Tigre argentin, du Tigre qui coule vers le Rio de la Plata. Notre hôte pilote sur le pont supérieur. Quelques autres invités sont épars. Nous sommes, Marcel Bessis et moi, assis à l'arrière. L'hélice laboure une eau brune, presque rouge par moment. Marcel Bessis, qui a eu le tort de grossir, ressemble à un empereur romain de la décadence. Sur les rives, les pelouses bien tondues alternent avec les forêts sombres. Tantôt les arbres sont tout neufs, inconnus. Tantôt on voit des saules pleureurs, très pleureurs, des pins droits, très droits. Il parle de la cellule cancéreuse, refuse les dogmes actuels et les voies de recherche devenues impasses. Si la cellule n'obéit plus aux ordres c'est qu'elle ne les comprend pas. Si un homme ignore le chinois, il ne répondra pas aux ordres donnés en chinois. L'autopsie ne montrera pas de lésions. Il faut donc étudier les raisons de la surdité, de la cécité des cellules cancéreuses. Reçoit-elle des ordres, en mauvais chinois ? Est-elle privée d'yeux, d'oreilles ou des centres de la vue, de l'ouïe ou de bras ? Est-il sûr que l'autopsie ne révélera pas la lésion du centre du langage chinois ? S'agit-il de problèmes de type cybernétique ? Cependant les forêts, les eaux se mêlent. De beaux noms apparaissent, Rio Paruna, Rio Uruguay. Nous abordons. *Ophélie*. La demeure est luxueuse et austère. Bergers allemands dans le jardin, qu'on enchaîne quand nous entrons et sortons. Grilles, obscurité du rez-de-chaussée. Nous montons et sommes accueillis par une noble et vieille dame, la maîtresse des lieux. Elle nous montre une collection d'objets d'argent, chaînes, harnais, éperons, étriers, colliers, les uns indiens, les autres argentins. Le musée est une chambre de placards. Chaque placard porte des dessins de chevaux, de bœufs. On ouvre le placard. Une lampe spéciale l'éclaire. L'histoire de l'Argentine se déroule ainsi de placard en placard, d'Indiens en fermiers. Quelques amis privilégiés nous accompagnent. Cependant une jeune fille suit, manifestement à regret. Elle est menue, blanche, un peu trop pâle, presque grise de peau à force d'être pâle. Elle est toute prête à flotter sur un étang, toute prête peut-être aussi, fille d'oligarque devenue pasionaria, à faire tout sauter, à livrer l'or et l'argent aux rebelles, à mettre le feu.

8 NOVEMBRE. Rêveuse bourgeoisie.

1) Inceste. A deux heures, Mme O., haute bourgeoise du nord de la France m'explique que son gendre (qui a trois filles) est amoureux de l'aînée de ses trois filles. Il lui marque toutes sortes d'attentions, délaisse sa femme et les autres filles. La jeune fille, dix-neuf ans, très délurée, répond à ces attentions. Les domestiques se gaussent. Le pire est peut-être déjà arrivé. « Le malheur est entré dans cette maison », me dit avec tristesse Mme O.

2) Meurtre. A six heures, Mme H. : « Je ne veux pas qu'un crime reste impuni. » Et d'accuser son beau-père d'avoir délibérément tué sa mère, Mme W. Je me rappelle très bien Mme W., douce, passive et un terrible cancer, son mari aux petits soins. (Il m'avait même, après la mort, adressé des reproches, avait critiqué les méthodes de traitement.) Selon Mme H., « il serait un monstre

hypocrite, aurait pour des raisons d'intérêt accéléré l'évolution, favorisé les thérapeutiques agressives, freiné les thérapeutiques utiles». Un fort dossier est chez un avocat. «Je laisse tout ceci devant votre conscience», et elle part.

21 NOVEMBRE. Tixier-Vignancour. Je ne l'avais pas revu depuis 1921, depuis cette troisième A4 de Louis-le-Grand. Nous étions voisins. Il s'appelait alors Jean-Louis Tixier. Le nom de sa mère a été utilisé plus tard pour des raisons politiques et béarnaises. Il était alors, en 1921, un adolescent mince, intelligent, agité, créant l'agitation. Un après-midi de printemps, la lumière éclairait même les escaliers sordides du vieux lycée. Nous allions monter en classe de dessin. Tixier me montre une merveilleuse boîte d'attrapes, poil à gratter, pétards, poudre à éternuer qu'il s'apprêtait à utiliser pendant la classe. Nous étions accroupis sous l'escalier. J'admirais. Soudain la main du surveillant général s'abat sur mon épaule. Je fus considéré comme un simple complice et condamné à une peine légère. Tixier, dangereux récidiviste, fut renvoyé du lycée pour trois semaines. Il subtilise chez lui le bulletin qui annonçait la sanction, et comme sa mère, souhaitant un retour direct à la maison, venait tous les jours le chercher, tous les jours aussi, il arrivait clandestinement au lycée cinq minutes avant l'heure fixée, se glissait dans la cour et sortait avec les camarades qui eux venaient régulièrement de leur classe. Cet exploit renouvelé pendant trois semaines nous avait paru à tous très brillant.

Le voici donc, un demi-siècle plus tard, qui m'appelle auprès de son père. Il est devenu large, épais; il est resté intelligent. Le tutoiement resurgit aussitôt. J'essaie de ne pas trop penser à sa désastreuse action à Vichy, à tant de conduites déraisonnables et dangereuses. C'est un des privilèges de la médecine. Je vais soigner le docteur Léon Tixier très malade. Le docteur Léon Tixier, médecin honoraire des Hôpitaux de Paris, était lui-même un personnage. Il professait ouvertement des opinions, des doctrines royalistes. Quand, pendant la visite à l'hôpital de la Charité, un malade se plaignait qu'il souffrait parce que sa femme le trompait, parce que son patron n'augmentait pas son salaire, Léon Tixier se tournait vers les externes et avec un large geste de la main : « Voilà, messieurs, les résultats de cinquante ans de régime abject. » La scène se passe entre 1920 et 1930. Ce jeudi soir, le docteur Léon Tixier, quatre-vingt-dix-huit ans et demi, est en danger de mort. Son fils me conduit dans la petite maison de banlieue où il habite. Le vieil homme, à quatre-vingt-seize ans, s'est remarié avec une matrone-servante, très épaisse (plus de cent kilos), très dévouée aussi. Je ferai de mon mieux. Nous repartons dans la nuit vers Paris.

5 DÉCEMBRE. *Washington.* Mary Lasker, riche Américaine, subventionne les campagnes électorales des sénateurs et députés américains, dispose ainsi d'un nombre suffisant de voix pour peser sur le vote des assemblées, spécialement le vote du budget, spécialement le vote du budget de la recherche et terrorise ainsi Rauscher, chef du National Cancer Institute. Son ombre, celle de ses protégés, de ses émissaires, planent sur toute notre négociation. Les Français sont stupéfaits ; les Américains à peine embarrassés. Retour en cette fin du XXe siècle aux bourgs pourris du Parlement britannique.

28 DÉCEMBRE. Deux données.

1) Il est très difficile d'admettre que la création, la matière, la vie, l'homme soient purement et simplement les effets du hasard. Le paléo-athéisme et le néo-athéisme sont des attitudes confortables qui permettent des sarcasmes faciles. Il est étrange que les champions de ce néo-athéisme soient justement ceux qui ont découvert que la formation de la matière vivante obéissait à des lois, à un code. Il leur appartient après tout de régler leur propre paradoxe, paradoxe, on doit le répéter, qui engendre un agréable confort intellectuel.

2) Il est tout aussi difficile d'admettre les dogmes, les rites, les allées et venues, conventions, incantations des églises constituées quelles qu'elles soient.

D'où l'hypothèse de travail suivante :

a) Existence au départ d'une force (Dieu ? le nom importe peu) responsable de la création, d'une création imparfaite, ne dépassant pas les tout premiers stades, mais d'une création à partir du néant.

b) Développement, étapes ultérieures indépendantes de la force créatrice initiale. Les premières créations portaient en elles de nombreuses possibilités évolutives dont celles qui se sont produites. Il pourrait s'agir d'un mécanisme comparable à ce qu'on nomme en biologie un mécanisme auto-entretenu. Un virus déclenche le mécanisme ; puis le virus disparaît et longtemps après la disparition du virus, le mécanisme persiste. Lors de ces différentes étapes, le hasard et la nécessité peuvent bien entendu intervenir.

c) Une de ces alliances du hasard et de la nécessité a conduit à l'*homo sapiens*. Une des propriétés les plus remarquables de l'*homo sapiens* est d'être un animal religieux.

d) Lors des étapes ultérieures de son développement, cet *homo sapiens*, après cent mille années, un million d'années, pourrait bien devenir capable de recréer, d'améliorer le Dieu qui l'a créé, de doter effectivement ce Dieu amélioré de tous les pouvoirs espérés : le pouvoir de conférer l'immortalité de l'âme, du corps, de l'âme et du corps, ou plutôt sous une forme que nous ne pouvons même pas imaginer aujourd'hui, d'organiser le sort de ces êtres immortels, etc.

En somme, il y aurait trois étapes : un Dieu sommaire et la création – la matière, la vie, l'homme – la re-création de Dieu.

1976

24 JANVIER. Samedi soir, émission de télévision enregistrée il y a deux, trois mois, avec Pierre Dumayet. Il était supposé ne pas connaître son interlocuteur. Mon visage lui était caché, ma voix était altérée. Je tirais au sort des questions singulières. Avez-vous le vertige ? Insultez-vous les objets ? Fermez-vous votre voiture à clef ? Croyez-vous aux jeteurs de sort ? Sur chaque réponse la conversation s'engageait. Il a deviné assez vite. Dans une deuxième partie, le style change. Des amis ont été interrogés sur mon compte et, à leur tour, me posent une question. On voit le père Avril, Maurice Genevoix, Paul Milliez. A., d'habitude très sévère, est fort élogieuse quand l'émission se termine. Nombreux témoignages le lendemain, le surlendemain, très favorables. Deux surtout : 1) J.-J. Gautier (qu'en somme je connais assez peu) me téléphone tout exprès pour me complimenter ; 2) Un garde du Luxembourg, vieil homme enveloppé de sa cape, m'arrête comme je traverse le jardin et me dit tout le plaisir qu'il a pris à m'écouter : « Surtout l'histoire du clochard dans votre auto, qui se place là tout près rue Auguste-Comte. » Et il désigne la rue au-delà des grilles.

Me voici donc en clinique, horizontal, là où toujours je suis vertical. Absolument sans appréhension, mais avec un vif intérêt d'observateur, sentiment déjà éprouvé, en des circonstances plus cruelles, à Fresnes.

30 JANVIER. Un palais en plâtre prétentieux et arabe construit vers 1880. Une salle de réception assez sinistre, avec sur un mur un Bolivar de calendrier des postes, sur un autre mur, une déplorable imitation des grands tableaux mexicains, énormes figures de méchants généraux au premier plan, héroïque confusion au second plan des combattants de la libération. Les membres du conseil de l'Université des Nations unies, Noirs, Jaunes, Blancs, sont sagement rangés. Longue attente. Puis arrivée du président de la République du Venezuela, favoris assez longs, effort évident mais inefficace pour ressembler à Bolivar ; et surtout, derrière lui, deux militaires, un gros et un mince, moustaches, épaulettes, manifestement très doux, mais roulant par devoir des yeux terribles. Je vis une scène de Tintin exactement conforme aux images qui enchantent les enfants ; les militaires ne quittent pas leur président, s'interposent entre lui et nous. Mes intentions sont pourtant pures !

7 FÉVRIER. Une maison toute neuve, toute blanche. Au dernier étage le bureau du ministre. Une dame, toute noire, souliers vernis noirs, bas noirs, pantalons noirs, blouse noire, sourcils charbonneux, cheveux noirs tombant sur le cou et au milieu de tout ce noir, la tache claire d'un visage intelligent. Nous sommes là, Jean Hamburger, Robert Mallet et moi. La discussion est vigoureuse, animée. Mme Saunier-Seité veut : 1) établir une présélection des étudiants en médecine fondée sur le livret scolaire des trois dernières années (le principe est bon, la méthode proposée incertaine) ; 2) favoriser la recherche de qualité en éliminant la mauvaise recherche. Elle écoute très bien, parle avec autorité. Attendons.

19 FÉVRIER. Jacques Monod est très malade. Il vient me voir. Je vais chez lui. Je retrouve la chambre où j'ai soigné Mme Jacques

Monod avec l'arche de la tour Eiffel entrant presque par la fenêtre et enjambant les pelouses et les arbres du Champ-de-Mars.

Il se confie ou feint de se confier, parle de l'Institut Pasteur, du livre qu'il voudrait écrire s'il prend sa retraite : *L'Homme et le Temps*. Il étudierait, comparerait le temps des astronomes, le temps des mathématiciens, le temps des biologistes, le temps des métaphysiciens. Près de lui, un gros chien, une grosse servante curieusement nommée Rosario. Des livres. Le violoncelle.

Je donne à Guy Buchet le manuscrit de *L'Homme changé par l'Homme*, titre provisoire qui sera définitif si un titre meilleur n'est pas trouvé. Aussitôt, soulagement et indifférence. Ce livre a cessé d'être mien. Il ne m'est plus rien.

12 MARS. Lecture de mon remerciement hier devant la commission de l'Académie. Je m'ennuie. Mais mes auditeurs sont assez courtois pour feindre de ne pas s'ennuyer et même pour sourire quelquefois.

Après quoi, je suis introduit en séance entre mes deux parrains, Jean Delay et Jean Guéhenno. Le travail du dictionnaire porte sur le mot *doublet*. La séance terminée, Schumann et Druon m'entraînent vers un panneau clos, ouvrent le volet. Un admirable dessin du cardinal de Richelieu sur son lit de mort apparaît (par Philippe de Champaigne). La maladie a creusé et altéré les traits du cardinal. Schumann raconte que lorsque on a exhumé, vers 1900, le cardinal à la Sorbonne, on trouva un corps non décomposé. Et se retournant vers le père Carré qui nous avait rejoints : « C'est un argument souvent utilisé dans les procès de canonisation. » Et le père embarrassé de répondre : « Autrefois peut-être, mais aujourd'hui on sait que c'est plus une question de sol, de calcaire... »

8 AVRIL. Douceurs du dictionnaire puis conférence au cercle Interallié sur l'hématologie géographique sous l'égide de la duchesse de La Rochefoucauld. (S'ennuie-t-elle comme d'habi-

tude ?) Assistance mondaine, terriblement mondaine. Le soir, télévision sur les comas prolongés avec Lhermitte. Très mauvaise émission. Je n'aurais jamais dû accepter de venir.

1er MAI. Un samedi comme en 1920. Plaie toujours ouverte après cinquante-six ans.

11 MAI. Devant moi la belle chevelure et le visage plat, un peu niais, du roi Charles II. Plus près, l'emblème de la Royal Society. Deux chiens avec couronne d'or en guise de collier tiennent un heaume couronné lui-même. Cette troisième couronne soutient un oiseau mal défini qui porte lui-même un petit bouclier. Et entre les pattes des chiens cette devise : *Nullius in verba.* Devise dont je propose plusieurs traductions dont aucune ne me paraît satisfaisante. Ainsi je vagabonde au lieu d'écouter les brillants orateurs de ce brillant colloque du Leukaemia Research Found à Londres. Carlton Terrace. Pendant les entractes, j'erre dans ce quartier paisible, je retrouve la demeure qui abrita le général de Gaulle et la France Libre. Quelques messieurs en melon, très affairés. Une grande tranquillité à quelques dizaines de mètres de l'agitation de Piccadilly et de Regent Street. Comme mes dernières lectures ont été la vie de Virginia Woolf par Quentin Bell et les garennes de Watershipdown, je cherche inconsciemment à retrouver dans la salle, soit les fines silhouettes post-victoriennes, soit des visages de lapin.

La belle lumière d'un clair printemps, la douceur de ces nobles maisons, le calme discret apparent de nos hôtes. Aussi, si l'on parle avec eux, sourd l'inquiétude. (Et où va ce pays ? Est-il capable de se reprendre ? Va-t-il se détruire lentement ?) Et l'on ne sait que dire. Et après tout, à des degrés divers, il est bien peu de pays dans le monde dont la trame paraisse solide.

12 MAI. Mort de Charles de Lange à Strasbourg. Charles Polak (c'était son vrai nom ; il prit après la guerre le nom de

sa mère, de Lange) était un de mes plus anciens camarades. Nous nous sommes connus en 1921 à Louis-le-Grand en troisième A4. Nous étions restés condisciples jusqu'en Math Élem. J'allais souvent chez lui rue de la Harpe, en sortant de classe. Ses parents étaient bons et modestes. L'appartement, tout petit, était organisé pour la gloire et le travail du petit Charles qui avait eu plusieurs fois le prix d'excellence. On me gavait de sucreries. La chambre était encombrée de bibelots, de colifichets, de poupées transformées en coussins. Charles avait toujours voulu être médecin. Au temps de mon incertitude, vers 1924, par exemple, sa vocation, l'idée de continuer à travailler avec un camarade qui m'était cher jouèrent un rôle dans ma décision. Nous commençons ensemble nos études de médecine. Mais, à peine avions-nous commencé, que nous nous séparions, absorbés par des groupes différents. Charles, si brillant au lycée, fut un étudiant médiocre qui échoua plusieurs fois à l'internat. Nous nous revoyons vers 1936 quand il me demande de soigner son père atteint d'une très grave anémie et qui en meurt. Vient la guerre. Mme Polak meurt en déportation. Charles devenu de Lange devient un des grands responsables de la Résistance, plusieurs fois parachuté, délégué militaire régional du général de Gaulle, ce qui était une haute fonction. Il se lie après la guerre avec Fontaine, professeur de chirurgie, puis doyen de Strasbourg, devient chef de clinique, semble s'orienter vers une chirurgie strasbourgeoise de haut rang. Soudain, il quitte tout cela, part en Afrique comme premier collaborateur du docteur Schweitzer à Lambaréné. Grande déception. Le docteur Schweitzer lui paraît un faux héros, tirant sa gloire de fausses réalisations, de médecine archaïque appliquée à une population ignorante et obéissante. Charles revient en Alsace et devient médecin fonctionnaire. Il avait l'intelligence aiguë, mais une sensibilité si vive, un tel refus de l'injustice qu'il se heurtait très vite aux responsables de l'injustice. Ainsi s'explique sans doute cette vie singulière où les périodes d'obscurité alternent avec les périodes de grandeur. Et je me sens amputé et de ce qui disparaît de lui avec lui, et des liens que nous avions communs.

21 MAI. Déjeuner en tête à tête avec Mme Simone Veil. Salle à manger tout à fait impersonnelle au septième étage du ministère de la Santé. Robe bleu clair avec quelques points blancs. Conversation sur un seul sujet : l'INSERM. Elle attaque après le jus de tomate : « Je vous ai demandé de venir en votre qualité de président du conseil d'administration de l'INSERM » et ne parlera que de l'INSERM entre une heure et deux heures et quart, moment où je prends congé. J'admire une vive intelligence reflétée dans un beau regard, une grande lucidité. Mais, en contrepartie, une certaine tendance à accepter la situation, même peu bonne, brillamment analysée. Elle juge très bien les hommes mais probablement les méprise et estime qu'ils ne valent pas d'être changés.

Mort de Jacques Monod. Il était parti se reposer à Cannes, s'y trouvait bien, marchait, se promenait. Brutale aggravation samedi et dimanche. Gérard Mantoux me téléphone dimanche soir. Déjà tout paraît perdu. La mort surviendra lundi en fin de matinée. (Brutale aggravation leucémique ou choc et collapsus toxi-infectieux ou les deux ?) Tant de dons de savant, de violoncelliste, d'écrivain, de navigateur et tout est détruit en quelques heures.

20 JUIN. Après *Le Grand Échiquier* avec Jacques Chancel, je suis loué en termes à peu près égaux par *Le Canard enchaîné* et par *Minute*. Faut-il être fier ou honteux ?

Justice ou liberté ? La bourgeoisie évoque les goulags et se donne bonne conscience en plaidant pour la liberté ; ce qui permet d'accepter une confortable injustice. D'autres voient avec tristesse s'évanouir le vieux rêve d'une alliance entre liberté et justice. L'ère des tyrannies, disait déjà Élie Halévy.

Au début du XXIe siècle, les États d'Europe occidentale et d'Amérique du Nord seront près de s'effondrer sous la pression des masses d'Asie, d'Afrique, d'Amérique du Sud. Mais ils auront encore la supériorité technique. Grande sera, pour leurs chefs, la tentation de guerres préventives et destructrices.

27 JUILLET. Images de Paul Morand. Vers 1925, je l'admirais pourtant. Je savais (et je sais encore) l'ode à Marcel Proust :

Ombre née de la fumée de vos fumigations
Proust, à quels raouts allez-vous donc la nuit ?

Je passais un peu haletant de *Lewis et Irène* à *Rien que la terre*, à New York. Puis vient le temps des erreurs (Vichy et Bucarest), des mots cruels (il ne s'est pas vendu à la même époque que ses livres). Je le rencontre dans le petit salon de Marthe de Fels, rencontre d'un candidat avec un électeur important.

22 AOÛT. *Aizecq.* Mme Suzanne Bernard qui vient nous aider à Aizecq est la sœur, la jeune sœur (dix-neuf ans de différence), nous apprend-elle, du fermier qui au début d'août 1942 me fit passer la ligne près de Roumazières. Abel Bernard (autre Bernard, mais à Aizecq un homme sur quatre s'appelle Bernard) nous avait conduits. Amy et moi en costumes de vacances, sans aucun bagage, et Abel Bernard, avions pédalé jusqu'à la ferme. Une patrouille allemande nous arrête un kilomètre avant la ferme. Examen des cartes d'identité (partiellement fausses, vraies quant au nom, fausses quant à l'adresse). Le sous-officier qui commande la patrouille paraît trouver tout naturel le déjeuner amical qui va nous réunir à la ferme. Il nous laisse passer. Après le déjeuner, Amy et Abel Bernard repartent vers Aizecq. A plusieurs reprises, pendant l'après-midi, la patrouille allemande (qui a probablement fini par se poser des questions) vient rôder dans la cour de ferme. Je prends part aux travaux, j'aide à botteler les foins, je vais soigner les porcs. Les Allemands s'en vont. A la fin de la nuit, vers cinq heures, le fermier me conduit par un chemin très étudié qui tient compte des

horaires très précis et toujours les mêmes des policiers. Fossés, sentiers, vallons. Il me montre la route de la petite gare proche et me laisse.

11 SEPTEMBRE. L'aéroport de Tokyo. Des groupes bruyants vont, viennent, se forment, se défont. Amis venus accompagner un ami qui part. Et il y a des milliers d'amis qui partent. Échappant de justesse (m'ont dit les Japonais) au typhon qui menaçait la région de Kyoto-Osaka, je suis arrivé en avance à Tokyo. Quatre heures d'attente. Le modeste éventaire du marchand de journaux ne montre que des journaux et revues japonais, plus quelques romans policiers anglais. C'est parmi ces romans policiers que je trouve l'histoire d'Odette, agent secret. Entouré du mouvement d'une foule mouvante, isolé par ma lecture, je me retrouve soudain en 1942. Le récit est souvent infidèle. Ainsi la réception d'Odette dans la calanque de Formiou à Cassis n'a pas été dirigée par M. mais par moi. Carte, Claude Dauphin, M. étaient venus quelques jours plus tôt quand la felouque devait venir. Tout ce monde avait absorbé un somptueux dîner de marché noir qui m'avait scandalisé (comme des dîners identiques avec Carte et Raoul scandaliseront Odette). L'opération avait été remise. Carte n'était plus revenu. M. seulement pour une partie de l'opération qu'il m'avait demandé de diriger. Je vois encore Odette, alias Lise, à côté de moi, sur le bord de la calanque et posant des questions aiguës sur la vie des Français. Un peu plus tard, hébergement de l'équipe et de ses hôtes chez un modeste Corse nommé Poli. Un peu plus tard encore dispersion, les unes vers Cannes, les autres vers Marseille. Je continue la lecture au milieu de la foule japonaise qui parle, pousse, crie. Le rédacteur tantôt donne les vrais noms (ainsi Frager), tantôt de faux noms (Carte devient Renard), tantôt transpose. Sous le nom de Bernard est décrit Laurendeau, alias Jean Lau qui possédait et gérait plusieurs des hôtels les plus suspects de Marseille.

Vinon. Odette, emportée par la passion anti-Carte de Raoul,

attribue à l'orgueil de Carte l'échec de l'opération. Petite erreur historique. Deux terrains avaient été transmis, l'un pour parachutage, l'autre pour atterrissage. Odette était venue elle-même (ce qu'elle ne dit pas) avec moi les vérifier. Il y a eu ensuite confusion et orientation du Lysander vers le terrain de parachutage bien incapable de le recevoir. Mais qui est responsable ? M. ? Un des opérateurs radio ? D'une façon générale, Odette est très indulgente pour M. et ne condamne pas son incroyable attitude à Fresnes, le fol accord avec Bleicher qui entraîna l'arrestation d'Odette et de Raoul. Et cependant que je termine le livre, je pense au roman dont j'avais tracé le plan à Fresnes et dont le personnage principal ressemblait beaucoup à Odette. Aurai-je le courage d'écrire un jour ce roman ?

20 SEPTEMBRE. Je suis bien entendu en avance. Le président est en retard. J'attends dans un salon très doré. Belles reliures dans une bibliothèque (*Mémoires du général de Gaulle*, Tite-Live, Barrès). Dans le bureau présidentiel, nous nous asseyons, lui sur un canapé, moi dans un fauteuil dans un angle de la pièce, spécialement préparé me semble-t-il pour les entretiens non cérémonieux. Trois parties dans cet entretien. La coopération franco-américaine (la situation actuelle ne permet guère de demander et encore moins d'obtenir des augmentations substantielles). La recherche médicale en France, aux États-Unis, en Allemagne, en Angleterre. L'économie de la santé, la nécessité d'éduquer les médecins. Tout cela très courtois, mais très superficiel. A aucun moment je n'ai le sentiment ni d'un contact personnel, ni d'un intérêt véritable, ni d'un désir vrai d'approfondissement. Ce n'est qu'au moment du départ qu'une allusion est faite à mon emploi du temps très chargé, à l'Académie, à l'intérêt que je peux y prendre. Sur le perron, journalistes avides auxquels je dis quelques mots vagues. Six minutes plus tard, revenu à ma voiture et tournant le bouton, j'entends ces quelques mots vagues. Belle rapidité.

Le sens de ma convocation m'échappe encore, tant, tout compte fait, a été vague et vide cet entretien.

5 OCTOBRE. Cérémonie à la Sorbonne en l'honneur de Louise Weiss. Mon oncle, Jacques Paraf, qui fut tué en Lorraine en 1918 devait l'épouser. Je regarde avec un intérêt particulier cette dame vieille, éloquente, brillante et bruyante qui pourrait être ma tante. Comme je m'apprête à m'en aller, une autre dame, vieille, moins vieille avec des cheveux encore blonds, avec un visage assez beau m'arrête et me dit : « Je sais que vous aimez Paul Valéry ; j'ai vu, en vous lisant, que vous le citez souvent. Je suis Lust. » Et elle poursuit : « Je vous demanderai de venir. J'ai de lui des centaines de lettres, des poèmes inédits. » Marcel Bessis, qui aime *Mon Faust* au point d'avoir appelé sa chienne Lust pour y penser souvent, me dit que la Lust humaine est un peu veuve abusive, qu'après une longue discrétion, un long silence, elle voudrait maintenant être reconnue. Le rêve s'évanouit en partie. En partie seulement. Je me rappelle : « Je suis Lust. »

28 OCTOBRE. Discours. Je parle du rêve à la séance des Cinq Académies. Auditoire lentement assoupi par les exposés de mes prédécesseurs qui pourtant avaient choisi de beaux thèmes, Kissinger et l'Amérique, le christianisme naissant et les religions concurrentes, la terre planète océan, la lumière dans l'art. Beaux titres mais paroles qui endorment. Je réveille tout le monde. Je les vois par bancs entiers revenir au jour. Après la séance, les académiciens m'expliquent leurs propres rêves, Courrier, depuis 1918, rêve régulièrement qu'il se bat avec un soldat allemand ; Mme Courrier le matin lui dit : « Tu t'es encore battu avec ton Allemand. » Ces nuits-là, il donne de grands coups de pied à son épouse. Gaxotte assure qu'il n'a pas rêvé depuis l'âge de quatre ans. Couder, illustre astronome, rêve souvent qu'il est insomniaque. Guitton rêve qu'il parle un anglais parfait alors qu'il baragouine à l'état de veille.

5 DÉCEMBRE. « Non, moi je ne les ai pas lus ; je ne lis que des livres de spiritualité, je leur donne tout mon temps. » C'est la réponse que fait, pendant la vente du Pen Club, ma voisine, la vicomtesse d'André, à une dame qui gentiment l'interroge sur les livres (mes livres) qu'elle propose aux acheteurs. Et mon après-midi sinistre, entre deux personnes du beau monde, en est tout éclairé.

1977

28 FÉVRIER. Le savant découvre un fait ignoré, une relation inconnue. Ce fait, cette relation doivent être observés et confirmés par d'autres savants. Ils doivent être « reproductibles ». Les grandes lois de l'astronomie ou de la physique sont assez vite vérifiées par tous les astronomes, tous les physiciens. La métaphysique, la télépathie vivent de coïncidences et non de confirmations. L'artiste, l'écrivain ouvrent une voie neuve, l'impressionnisme, le cubisme, le surréalisme. L'originalité, non seulement par rapport au passé, mais aussi par rapport au futur, le définit. Ce qu'il apporte ne doit pas pouvoir être reproduit. Son inspiration, son accent, son ton doivent être uniques.

Je sors de l'Académie des sciences lundi quelques mètres derrière Robert Debré et Cournand. Cournand a pris le bras de son vieux maître presque aveugle. Le visage de Debré que j'aperçois un peu plus loin est tout sec, lisse. Tous deux avancent le long du quai. L'un fut l'interne de l'autre voici plus d'un demi-siècle. Chacun a connu sa gloire. Ils s'en vont sur le quai chargé de tant d'autres gloires. Je les rejoins. Ils ne parlent pas du tout du passé, mais de projets, de réunions futures. Passe encore de bâtir mais...

29 AVRIL. Académie française. En séance, discussion animée autour du pont des Arts. Huyghe veut qu'on le sauve comme le premier exemple de l'architecture métallique, Schumann à cause de la vue que l'on a du milieu du pont. Rueff, Caillois souhaitent sa destruction à cause de sa laideur. Échanges assez véhéments puis on passe au dictionnaire.

10 JUIN. Académie. Un fidèle qui égrène son chapelet compte-t-il ses prières avec les grains ou non ? Vive discussion lorsque arrive au dictionnaire le mot *égrener*. Oui, dit Mistler. Non, dit Guitton qui ajoute à l'intention de Mistler : « Vous aviez sans doute une spiritualité particulière. » Silence que rompt le père Carré en indiquant qu'il s'était réjoui, dans un passé lointain, d'avoir un chapelet dont les dizaines n'étaient que de sept grains, ce qui raccourcissait (heureusement, pensait-il alors) le temps des prières. Jeux de mots.

19 JUIN. Visite à Robert Debré qui est souffrant. La grandeur un peu triste, très triste de l'appartement de la rue de l'Université. Pour la première fois depuis cinquante ans, il me reçoit dans sa chambre en pyjama et robe d'intérieur. Il est pâle, las, les traits aigus, pas tellement différent de l'esquisse faite par Olivier voici vingt ans et qui est au-dessus de sa tête sur le mur. Pour la première fois, probablement aussi, il est très préoccupé par sa santé, en parle d'abord, évoque rapidement quelques questions d'Académie, puis revient à sa santé, à ses malaises, à sa tension, heureux dans son souci du fonctionnement parfait de son esprit, agacé de ne pas porter pour lui de diagnostic exact, de ne pas comprendre sûrement et clairement les troubles qui le tourmentent. Manifestement, ce n'est pas la mort qu'il craint, mais une vie ralentie, une vie limitée, privée de l'activité assez admirable qu'il a su maintenir.

21 JUIN. Dîner avec l'argent. L'argent est partout. Il entre par les somptueuses terrasses dominant une vue admirable. Il dore les

meubles et la vaisselle. Il explique les beaux tableaux. Avec l'argent, une honorable somme d'intelligence est réunie avec Simone Veil, robe longue toute rouge, François Jacob et son épouse pleine d'esprit, Jean Hamburger et quelques comparses. Plus le maître et la maîtresse de maison, M. et Mme Bleustein-Blanchet. Mais je m'ennuie. Probablement à juste titre. La conversation traîne, histoire d'enfants, relations parents-enfants.

22 JUIN. L'argent (suite) comme aurait dit Péguy. Mme Lounsbery voulait fonder un prix supérieur au prix Nobel qu'auraient attribué les Académies des sciences française et américaine. Elle était prête à donner un million de francs actuels au lauréat chaque année. D'où animation de Hamburger, d'abord, de l'Académie des sciences ensuite. Enfin, dîner au Ritz. Je m'attendais à un dîner de travail; mais le président de l'Académie des sciences américaine, Handler, les trois Français, F. Jacob, Hamburger et moi (les mêmes que la veille) sont entourés d'une troupe d'ambassadeurs à la retraite, du Grand Maître de l'Ordre de Malte, de mondaines fatiguées. Mrs Lounsbery a une stricte robe noire. Elle est russe, a quitté en 1917 la Crimée où ses parents avaient des terres, pour Constantinople, a vécu une vie singulière, aventureuse, aventurée (ou d'aventurière), avant d'épouser un Américain milliardaire dont la mort la laisse à la tête d'une immense fortune. Elle commandite des films, des livres, a des procès avec des éditeurs. Le dîner de vingt personnes, en deux tables, est irréel, surréel. On se demande si quelque événement inattendu ne va pas soudain survenir, si la police ne va pas entrer et arrêter tout ce beau monde, ou encore si la fondation scientifique ne couvre pas quelque autre manipulation. Mais non. La soirée se termine par cinq minutes d'entretien consacré au sujet de la réunion. Handler, plutôt qu'un grand prix, souhaite de fortes bourses pour séjour des Américains en France, des Français aux États-Unis, des sortes de prix de Rome. On va travailler dans ce sens.

Août. Grande agitation écologique en France. Je me rappelle, après Mai 1968, avoir écrit que les révolutions se font souvent par journées, par étapes successives. Ainsi la révolution russe. Peut-être assistons-nous à une nouvelle étape de la révolte contre la consommation ?

Les sociétés et les gouvernements ne posent jamais les problèmes franchement. Ne serait-il pas possible de classer les évolutions possibles ?

1) Développement important encore que contrôlé (au sens français) de l'industrie nucléaire ; efforts raisonnables du côté des énergies non polluantes, solaires, marines, terrestres, etc. ; relative libération de la tyrannie pétrolière, poursuite de la consommation.

2) Pas d'énergie nucléaire ; efforts vigoureux du côté des énergies non polluantes. S'ils réussissent, société de consommation sans énergie nucléaire. S'ils échouent, on revient aux évolutions suivantes.

3) Acceptation de la tyrannie pétrolière ; pétrole et consommation.

4) Refus nucléaire, refus pétrolier ; arrêt de la consommation ; retour, soit à la situation de 1900, la bicyclette, l'eau courante froide, l'électricité et rien d'autre.

5) Soit à J.-J. Rousseau, à la nature, à la vie agreste après avoir détruit les machines.

La droite et les communistes, unis dans leur amour de la croissance économique, sont partisans de l'évolution 1, les socialistes préféreraient la 2. Les écologistes ne disent pas assez clairement qu'ils acceptent, qu'ils défendent les solutions 3 et 4. D'où une grande diminution du confort de la vie, généralement agréée par ceux qui l'ont connu, beaucoup moins par ceux qui combattent pour obtenir ce confort.

Les évolutions 1 et 5 sont favorables à la dictature, dictature des sociétés multinationales en 1, dictature des tyrans ou de tyrannies en 5.

1978

24 JANVIER. Je suis entre Marcel Dassault et Lecanuet. Au bout de la table, notre hôte Matteo Connet. Je ne sais quel mélange de fidélité corse, de curiosité perverse, de lâcheté me conduit tous les deux ans, tous les trois ans, à accepter l'invitation de Matteo C. Assistent au déjeuner, outre quelques médecins (Dubost, Bader, etc.), des hommes de politique et d'affaires. Leur place est à droite, tout à droite. Ils ne connaissent qu'une vérité, celle de leur argent et de leur pouvoir. Mais ce mardi, ils baissent la tête. L'inquiétude court entre le foie gras et le turbot. L'un accuse les HLM de transformer un électeur de droite en un électeur de gauche. L'autre déplore le communisme rural. Entre les deux, Marcel Dassault qui fête ce jour ses quatre-vingt-six ans, costume clair, demi-surdité qu'il utilise adroitement, est le seul qui ne gémit pas. Pourtant, il a lui aussi ses ennuis : le voilà obligé d'aller deux ou trois fois pendant la campagne électorale visiter sa circonscription. « Auparavant, dit-il avec innocence et cynisme à la fois, je n'allais jamais dans ma circonscription, pas plus que député je n'assiste aux séances à l'Assemblée. » Puis, pour distraire les convives que le succès prévu (qu'ils prévoient) de la gauche rend moroses, il conte l'enlèvement il y a quinze ans de sa femme, l'arrivée miraculeuse des gendarmes qui cherchaient

des conspirateurs OAS. « Je suis Mme Dassault », crie la captive, en se jetant vers ses sauveteurs accidentels. « Avez-vous vos papiers ? », répond le gendarme. Et un peu plus tard lorsque revient l'un des bandits qui tenaient prisonnière Mme D. et qui, galamment, a été lui chercher des fraises, « Circulez », dit le gendarme et le bandit, trop heureux, s'éloigne et s'échappe.

27 JANVIER. Je signe *L'Espérance* chez Guy Buchet. Avec un certain entraînement. C'est mon vingtième livre. Et aussi avec indifférence. Le livre une fois sorti ne me touche plus, ne me concerne plus. Il m'est étranger.

D'un côté ceux qui croient à un Ciel bien défini avec dieux et anges anthropomorphes, dogmes, règles et rites. D'un autre côté, ceux qui ne croient pas au Ciel, qui professent un athéisme glorieux et intégral. Il est difficile de suivre aveuglément les premiers, bien difficile aussi de suivre les seconds et d'admettre que le hasard et la nécessité bizarrement associés rendent compte de tout. Pourquoi ne pas admettre l'insuffisance de nos concepts, peut-être l'impossibilité absolue pour l'homme de prévoir, de comprendre ? Peut-être cette insuffisance, cette impossibilité ne sont-elles que temporaires, peut-être suffirait-il d'attendre quelques centaines de milliers d'années ?

14 FÉVRIER. *Owanuma croyait qu'en Amérique*
Il ne volait oiseau que mécanique
. . . .
Ainsi tomba Frisco.

Ces vers (la citation est approximative) d'André Salmon courent dans ma tête pendant que s'ouvre à Stanford le colloque qui célèbre le centenaire de la mort de Claude Bernard. Il pleut. Il pleut sur la Californie. Non pas une de ces honnêtes et modestes pluies d'Europe, mais un déluge tropical. Los Angeles est sous les eaux. San Francisco et Stanford sont très mouillées. Les raz de marée, les tremblements de terre, tout paraît possible et notre salle de conférence (trois cent quatre-vingt-sept places me dit-on avec précision) paraît une arche de Noé. A neuf ou dix mille kilomètres de Paris, un physiologiste qui se consacre à la respiration, Eugen Robin, professeur à Stanford, a décidé de commémorer avec grandeur l'œuvre et la vie de Claude Bernard. C'est (Robin) un petit homme rond que je trouve, à mon arrivée, en gilet dans son laboratoire. Il ressemble à un Winston Churchill que le hasard aurait fait épicier du temps de Louis-Philippe. Il est vif, lettré (citera longuement Dostoïevski et sa diatribe contre les Bernard dans *Les Frères Karamazov*). Le colloque est inspiré par l'admiration et l'esprit critique. Quelques Français, des Américains de très haut rang (parmi eux quatre lauréats Nobel, entourés de respect et de jalousie). Nombreux étudiants dans l'amphithéâtre. Quelques orateurs ne parlent que d'eux-mêmes et de leurs travaux. D'autres avec perspicacité établissent des liens entre Claude Bernard et les recherches actuelles. Plusieurs d'entre eux ont une connaissance profonde de l'œuvre de Claude Bernard, ont lu les documents, les carnets inédits.

Cette gloire qui se prolonge dans le temps (après cent ans), dans l'espace (si loin de la rue des Écoles) est émouvante. Et la pluie continue de tomber.

4 MARS. Cigarettes.

1) Je croise il y a huit jours dans la cour de l'Institut Jean-Jacques Gautier, une cigarette à la bouche. La semaine suivante il vient à moi : « Je ne fumais pas, mais un mégot non allumé, que je mâchonne, m'aide. »

2) A Saint-Louis, Joseph Delort grignote un croûton de pain. Et mélancolique, misérable il me dit à voix basse : « Depuis deux jours je grignote pour ne pas fumer ; mais je ne tiendrai pas longtemps. »

3) Au ministère de la Santé. Déjeuner du groupe d'information sur l'énergie nucléaire. Une quinzaine d'hommes entourent Simone Veil. Sur la table des cigarettes. Personne ne fume. Mais debout dans l'embrasure de la porte, le directeur de cabinet tire

en cachette quelques bouffées d'une cigarette qu'il cache ensuite dans sa main.

24 MARS. Liberté et déterminisme. Certaines de nos qualités, certains de nos pouvoirs, de nos défauts paraissent absolument déterminés. Je peux ou je ne peux pas soulever une barre de cent kilos. Pour d'autres vertus, défauts, nous agissons comme si existaient un espace, une marge. Notre bonté ou notre méchanceté, notre courage ou notre lâcheté appartiennent à cette deuxième classe. Il n'est pas facile de discerner si l'espace, la marge existent réellement ou si nous croyons qu'ils existent. Pendant les périodes de douleurs postopératoires, je faisais de mon mieux pour être courageux. Je croyais donc (à tort ? à raison ?) disposer d'un pouvoir.

Et ce LUNDI PREMIER MAI qui demeure aussi cruel pour moi après cinquante-huit ans. Avec, comme en 1920, la joie des autres, des muguets donnés et reçus.

4 MAI. Nous entrons pour la première fois aux Madères par la porte orientale du parc qui s'ouvre sur la route. Nous montons par une allée tout juste tracée à travers les herbes. Enfants et amis, silencieux ou parlant à voix basse sur la terrasse. Devant nous la Loire et les champs. Par-delà le cercueil dressé devant le bureau, une glace réfléchit les images des arbres. Trois heures plus tard, le cimetière de Vernou-sur-Brenne sur un plateau. Nous sommes beaucoup moins nombreux; épars entre les tombes et les pelouses, balayés par un grand vent qui vient de la Beauce. Entre la terrasse et le cimetière, l'appareil bourgeois des funérailles.

Si un jour une étude complète de la vie, de l'œuvre de Robert Debré est envisagée, elle devra, me semble-t-il, s'orienter dans deux directions. D'une part, statique autour de quelques grands motifs. D'autre part, évolutive au long des années, des dizaines d'années, des demi-siècles.

Un des grands motifs est la volonté de puissance, tantôt doucement enveloppée, tantôt violente. D'abord, dans son service. Vers 1935, il terrifiait ses collaborateurs et parfois, comme pris de remords, rougissait très fort quand il venait de secouer un jeune externe. Puis dans tous les conseils universitaires, sociaux, politiques français où il devait si longtemps siéger. Il séduisait l'un, effrayait l'autre, séduisait à nouveau et avec une science admirable. Il n'acceptait ni l'infidélité, ni l'insoumission. Ceci assez longtemps pour être longtemps entouré d'esclaves. Autre très important motif, sa culture. Avec les limites, il ignora la musique, il ignora (ou presque) les littératures étrangères. Il connut les arts par les siens. Mais il possédait une culture littéraire et philosophique gréco-latine et française extrêmement forte. Orientée surtout vers l'histoire, la psychologie, la tragédie, la poésie. Peu vers le roman.

Culture, amitié vraie s'entrelacent au long de ses relations avec Paul Valéry (promenade du dimanche matin), avec la princesse Bibesco (qu'il appelait Marthe), et bien d'autres.

Autre motif, le social, la politique. La découverte de la misère, l'aventure Péguy et *Les Cahiers de la Quinzaine*, bien plus tard et presque successivement. 1) Le flirt avec les communistes de 1944 et le Front national (le premier Front national, celui de 1944 et dit proche des communistes, sous l'égide de laquelle ses élèves les plus conservateurs furent obligés d'aller parler dans les villes de province en 1945). 2) L'amour pour le général de Gaulle et la fidélité sans condition pendant vingt ans.

Dernier motif, la médecine. La liste est longue des applications rapides, intelligentes, perspicaces qu'il proposa des découvertes. Il avait une véritable intuition géniale de l'importance d'une notion neuve. D'où tant de succès.

Si l'on passe du statique à l'évolutif, on reconnaît des périodes très variées en médecine, une période Pasteur et une période Claude Bernard, en politique donc une période Péguy, une période de Gaulle.

En comportement, une période mi-douce, mi-sévère, une période très sévère, une période beaucoup plus douce à la fin.

Les princes qui nous gouvernent, Giscard, Barre, vantent le retour au libéralisme, les contraintes levées, la concurrence reine des marchés. Dans le même temps, ils nationalisent la sidérurgie, industrie à laquelle le libéralisme éclairé des maîtres de forge ne paraît pas avoir réussi. Illogisme, pragmatisme, machiavélisme, indifférence, cynisme des princes ? Ou tout cela à la fois ?

20 NOVEMBRE. Cité comme témoin dans l'affaire Solomidès, j'arrive à une heure et demie au Palais de Justice. Deux foules se pressent aux portes de deux tribunaux, l'une s'intéresse à une fraude hippique, à l'affaire Bride Abattue, l'autre est venue soutenir le déplorable Solomidès. Nous entrons, Verhaeghe, professeur à Lille, autre témoin, et moi. La foule a très chaud. Nous aussi. Le tribunal entre d'un pas alerte, un président courtois, et deux assesseurs dont une dame. Appel des témoins. Sortie des témoins qui par une attention spéciale du président sont conduits dans un vestiaire pour magistrats. A peu près une heure d'attente, puis un huissier vient me chercher. Je prête serment. Je commence. Je suis interrompu par l'avocat de S., rond, la poitrine couverte de décorations de troisième ordre, agitant ses manches. Le procureur, logé à ma gauche dans une sorte de chaire, le président m'invitent à poursuivre. Puis viennent les questions. Celles du procureur d'abord, qui portent, pour autant que je peux comprendre, sur les réponses faites par S. au cours de son interrogatoire. Des difficultés comme celles qu'a rencontrées S. peuvent-elles l'empêcher d'introduire son produit dans d'autres pays ? Peuvent-elles – question surprenante – l'empêcher d'avoir le prix Nobel de la Paix ? Questions ensuite de l'avocat de S. et de S. sur la maladie de Hodgkin (il tombe mal), les leucémies. Le tout assez pâle, sans violence vraie, ressemble à une sorte de rite presque dansé et tout compte fait assez poli et très médiocre.

15 DÉCEMBRE. Le bonheur de traverser la place Vendôme, puis la cour de l'hôtel du Crédit Foncier. Un noble escalier, puis le gouverneur, qui m'entraîne dans son bureau où se trouvent déjà

le directeur de la comptabilité publique et une auditrice (auditeur ?) de la Cour des Comptes.

Le gouverneur me lit le texte décrivant la mission que lui confie le Premier ministre. Il a déjà commencé son enquête. Il a vu Gaspard, président de la Ligue et Crozemarie. Je lui communique mes informations et lui donne mon sentiment. Un choix doit être fait : ou bien accepter le désordre actuel et le risque d'un scandale ou écarter C., en l'envoyant en Thaïlande ou en terre Adélie et courir un autre risque, celui de l'agitation locale, du reclassement du personnel payé sur fonds privés, etc. Très vite, je comprends que j'ai affaire à un faible. Il cherche désespérément un compromis impossible. Il a peur de tout. A peine penche-t-il vers une solution qu'il en perçoit les dangers et par un beau mouvement de balancement penche vers la solution opposée et ainsi de suite. Le tout avec une extrême courtoisie. La haute banque est courtoise.

TABLE DES MATIÈRES

DANS LA COLLECTION « DOCUMENTS »
au cherche midi éditeur

CATHERINE ANTHONY,
La Prostitution clandestine.

ISABELLE BRICARD,
Dictionnaire de la mort des grands hommes.

MICHEL BÜHRER,
Rwanda, mémoire d'un génocide, textes et photographies.

LAURENT CHAHUN
FRANCK HÉRIOT
Cocaïne
Quand des policiers piègent d'autres policiers : l'affaire Féval.

JOSEPH GOURAND,
Les Cendres mêlées.

MARTIN MONESTIER,
Peines de mort,
Histoire et techniques des exécutions capitales des origines à nos jours.

Suicides,
Histoire, techniques et bizarreries de la mort volontaire.

Les animaux-soldats,
Histoire militaire des animaux des origines à nos jours.

Histoire et bizarreries sociales des excréments, des origines à nos jours.

THÉODORE MONOD,
Le chercheur d'absolu suivi de *Textes de combat.*

KEIJI NAKAZAWA,
J'avais six ans à Hiroshima le 6 août 1945, 8 h 15.

GILLES PLAZY,
Gustave Courbet, un peintre en liberté.

MAURICE RAJSFUS,
Drancy, un camp de concentration très ordinaire, 1941-1944.

La Police de Vichy, les forces de l'ordre françaises au service de la Gestapo, 1940-1944.

La Police hors la loi.

Des milliers de bavures sans ordonnances, depuis 1968.

Les Français de la débâcle, juin-septembre 1940, un si bel été.

JACQUES ROSSI,
Manuel du goulag.

CATHERINE DE SILGUY,
Histoire des hommes et de leurs ordures, du Moyen Age à nos jours,
préface d'Éric Guillon.

Imprimé en France par la Société Nouvelle Firmin-Didot
Dépôt légal : mars 1998
N° d'édition : 552 - N° d'impression : 42283
ISBN : 2-86274-552-9